临床常见病护理与危重症护理

LINCHUANG CHANGJIANBING HULI
YU WEIZHONGZHENG HULI

韩美丽　等 主编

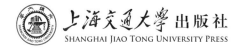

上海交通大学出版社
SHANGHAI JIAO TONG UNIVERSITY PRESS

内容提要

本书从临床护理的实际出发，从护理评估、护理措施、健康教育等多方面入手，较为全面地论述了内科、外科、妇产科、儿科、骨科常见疾病的护理和危重症护理，对各科疾病的临床护理工作内容进行了总结提炼。本书适合广大临床护理工作者和护理专业学生阅读使用。

图书在版编目（CIP）数据

临床常见病护理与危重症护理 / 韩美丽等主编. --
上海 ：上海交通大学出版社，2021.12
　ISBN 978-7-313-26069-7

　Ⅰ．①临…　Ⅱ．①韩…　Ⅲ．①常见病－护理②急性病－护理③险症－护理　Ⅳ．①R47

中国版本图书馆CIP数据核字（2021）第256789号

临床常见病护理与危重症护理
LINCHUANG CHANGJIANBING HULI YU WEIZHONGZHENG HULI

主　　编：韩美丽　等
出版发行：上海交通大学出版社　　　　　　地　　址：上海市番禺路951号
邮政编码：200030　　　　　　　　　　　　电　　话：021-64071208
印　　制：广东虎彩云印刷有限公司
开　　本：710mm×1000mm　1/16　　　　　经　　销：全国新华书店
字　　数：235千字　　　　　　　　　　　　印　　张：13.5
版　　次：2023年1月第1版　　　　　　　　插　　页：2
书　　号：ISBN 978-7-313-26069-7　　　　印　　次：2023年1月第1次印刷
定　　价：198.00元

编委会
BIANWEIHUI

前　言
FOREWORD

护理学是自然科学、社会科学、人文科学等多学科相互渗透的一门综合性应用学科。经历了简单的清洁卫生护理、以疾病为中心的护理、以病人为中心的整理护理、以人的健康为中心的护理4个过程。护理学通过不断地实践、教育、研究,得到积极充实和完善,逐渐形成了自己特有的理论和实践体系,成为一门独立的学科。

中国医疗体制改革的深入推进为护理事业发展带来了新的机遇和挑战,护理工作要始终坚持"以患者为中心,让患者满意"的目标,用优质的护理满足人民群众多样化、多层次的健康服务需求,这也对广大护理工作者提出了更高的要求。在临床中,护理工作者与患者接触最密切、最广泛。从患者门诊就医,到入院指导、手术治疗、康复训练、健康教育、心理疏导,直到患者出院,护理工作贯穿全程,其质量优劣直接影响患者的满意度。护理工作者不仅要掌握扎实的医学护理基础知识、熟练的专业技能和规范的技术操作,还要用较高的专业水平和职业素养来体现护理的价值和作用。为了适应新的形势和变化,培养出更多合格的护理工作者,提高现有护理工作者的业务水平,更好地为人们健康服务,特编写了本书。

本书从临床护理的实际出发,从护理评估、护理措施、健康教育等多方面入手,将临床护理工作者长期的临床工作经验与临床实际工作相结合,较为全面地论述了以原发性高血压、甲状腺功能亢进、功能失调性子宫出血、先天性心脏病、肱骨干骨折等为代表的内科、外科、妇产科、儿科、骨科常见疾病的护理和以急性肾衰竭等为代表的危重症护理,对各科疾病的临床护理工作内容进行了总结提炼,兼顾科学性、指导性和可操作性,对临床护理工作和护理教学活动有着一定的指导意义。本书内容翔实、明了易懂,在强调护理学基本知识和基本技能的基础上,注重综合能力和临床护理实践能力的培养,适合广大临床护理工作者和护理专业学生阅读使用。

由于护理学发展迅速,编者能力和水平有限,加之时间仓促,书中难免存在疏漏之处,敬请读者批评指正。

《临床常见病护理与危重症护理》编委会

2021 年 8 月

目 录
CONTENTS

第一章 内科护理

第一节 急性呼吸道感染

急性呼吸道感染是具有一定传染性的呼吸系统疾病,通常包括急性上呼吸道感染和急性气管-支气管炎。急性上呼吸道感染是鼻腔、咽或喉部急性炎症的总称,常见病原体为病毒,仅有少数由细菌引起。本病全年皆可发病,但冬春季节多发,具有一定的传染性,有时引起严重的并发症,应积极防治。急性气管-支气管炎是指感染、物理、化学、过敏等因素引起的气管-支气管黏膜的急性炎症,可由急性上呼吸道感染蔓延而来。多见于寒冷季节或气候多变时或气候突变时。

一、护理评估

(一)病因及发病机制

1.急性上呼吸道感染

本病有 70%～80% 由病毒引起,其中主要包括流感病毒、副流感病毒、呼吸道合胞病毒、腺病毒、鼻病毒等。由于感染病毒类型较多,又无交叉免疫,人体产生的免疫力较弱且短暂,同时在健康人群中有病毒携带者,故一个人可有多次发病。细菌感染占 20%～30%,可直接或继病毒感染之后发生,以溶血性链球菌最为多见,其次为流感嗜血杆菌、肺炎链球菌和葡萄球菌等。偶见革兰阴性杆菌。当全身或呼吸道局部防御功能降低时,尤其是年老体弱或有慢性呼吸道疾病者更易患病,原先存在于上呼吸道或外界侵入的病毒和细菌迅速繁殖,引起本病。通过含有病毒的飞沫或被污染的用具传播,引起发病。

2.急性气管-支气管炎

(1)感染:由病毒、细菌直接感染,或急性上呼吸道病毒(如腺病毒、流感病毒)、细菌(如流感嗜血杆菌、肺炎链球菌)感染迁延而来,也可在病毒感染后继发细菌感染。亦可为衣原体和支原体感染。

(2)物理、化学性因素:过冷空气、粉尘、刺激性气体或烟雾的吸入使气管-支气管黏膜受到急性刺激和损伤,引起本病。

(3)变态反应:花粉、有机粉尘、真菌孢子等的吸入以及对细菌蛋白质过敏等,均可引起气管-支气管的变态反应。寄生虫(如钩虫、蛔虫的幼虫)移行至肺,也可致病。

(二)健康史

有无受凉、淋雨、过度疲劳等使机体抵抗力降低等情况,应注意询问本次起病情况,既往健康情况,有无呼吸道慢性疾病史等。

(三)身体状况

1.急性上呼吸道感染

主要症状和体征个体差异大,根据病因不同可有不同类型,各型症状、体征之间无明显界定,也可互相转化。

(1)普通感冒:又称急性鼻炎或上呼吸道卡他,以鼻咽部卡他症状为主要表现,俗称"伤风"。成人多为鼻病毒所致,起病较急,初期有咽干、咽痒或咽痛,同时或数小时后有打喷嚏、鼻塞、流清水样鼻涕,2~3天后分泌物变稠,伴咽鼓管炎可引起听力减退,伴流泪、味觉迟钝、声嘶、少量咳嗽、低热不适、轻度畏寒和头痛。检查可见鼻腔黏膜充血、水肿、有分泌物,咽部轻度充血。如无并发症,一般经5~7天痊愈。

流行性感冒(简称流感)则由流感病毒引起,起病急,鼻咽部症状较轻,但全身症状较重,伴高热、全身酸痛和结膜炎症状。而且常有较大或大范围的流行。

流行性感冒应及早应用抗流感病毒药物:起病1~2天内应用抗流感病毒药物治疗,才能取得最佳疗效。目前抗流感病毒药物包括 M_2 离子通道阻滞剂和神经氨酸酶抑制剂两类。M_2 离子通道阻滞剂:包括金刚烷胺和金刚乙胺,主要对甲型流感病毒有效。金刚烷胺类药物是治疗甲型流感的首选药物,有效率达70%~90%。金刚烷胺的不良反应有神经质、焦虑、注意力不集中和轻微头痛等中枢神经系统不良反应,一般在用药后几小时出现,金刚乙胺的毒副作用较小。胃肠道反应主要为恶心和呕吐,停药后可迅速消失。肾功能不全的患者需要调整金刚烷胺的剂量,对于老年人或肾功能不全者需要密切监测不良反应。神经氨酸酶抑制剂:奥司他韦,作用机制是通过干扰病毒神经氨酸酶保守的唾液酸结合位点,从而抑制病毒的复制,对 A(包括 H5N1)和 B 不同亚型流感病毒均有效。奥司他韦成人每次口服 75 mg,每天 2 次,连服 5 天,但须在症状出现 2 天内开始用药。奥司他韦不良反应少,一般为恶心、呕吐等消化道症状,也有腹痛、头痛、头晕、失眠、咳嗽、乏力等不良反应的报道。

(2)病毒性咽炎和喉炎:临床特征为咽部发痒、不适和灼热感、声嘶、讲话困难、咳嗽、咳嗽时咽喉疼痛,无痰或痰呈黏液性,有发热和乏力,伴有咽下疼痛时,常提示有链球菌感染,体检发现咽部明显充血和水肿、局部淋巴结肿大且触痛,提示流感病毒和腺病毒感染,腺病毒咽炎可伴有结膜炎。

(3)疱疹性咽峡炎:主要由柯萨奇病毒 A 引起,夏季好发。有明显咽痛、常伴有发热,病程约 1 周。体检可见咽充血,软腭、腭垂、咽和扁桃体表面有灰白色疱疹及浅表溃疡,周围有红晕。多见儿童,偶见于成人。

(4)咽结膜热:常为柯萨奇病毒、腺病毒等引起。夏季好发,游泳传播为主,儿童多见。表现为发热、咽痛、畏光、流泪、咽及结膜明显充血。病程 4～6 天。

(5)细菌性咽-扁桃体炎多由溶血性链球菌感染所致,其次为流感嗜血杆菌、肺炎链球菌、葡萄球菌等引起。起病急,咽痛明显、伴畏寒、发热,体温超过 39 ℃。检查可见咽部明显充血,扁桃体充血肿大,其表面有黄色点状渗出物,颌下淋巴结肿大伴压痛,肺部无异常体征。

本病如不及时治疗可并发急性鼻窦炎、中耳炎、急性气管-支气管炎。部分患者可继发病毒性心肌炎、肾炎、风湿热等。

2.急性气管-支气管炎

起病较急,常先有急性上呼吸道感染的症状,继之出现干咳或少量黏液性痰,随后可转为黏液脓性或脓性痰液,痰量增多,咳嗽加剧,偶可痰中带血。全身症状一般较轻,可有发热,38 ℃左右,多于 3～5 天后消退。咳嗽、咳痰为最常见的症状,常为阵发性咳嗽,咳嗽、咳痰可延续 2～3 周才消失,如迁延不愈,则可演变为慢性支气管炎。呼吸音常正常或增粗,两肺可听到散在干、湿性啰音。

(四)实验室及其他检查

1.血常规

病毒感染者白细胞计数正常或偏低,淋巴细胞比例升高;细菌感染者白细胞计数和中性粒细胞增高,可有核左移现象。

3

2.病原学检查

可做病毒分离和病毒抗原的血清学检查,确定病毒类型,以区别病毒和细菌感染。细菌培养及药敏试验,可判断细菌类型,并可指导临床用药。

3.X线检查

胸部 X 线多无异常改变。

二、主要护理诊断及医护合作性问题

(一)舒适的改变

鼻塞、流涕、咽痛、头痛与病毒和(或)细菌感染有关。

(二)潜在并发症

鼻窦炎、中耳炎、心肌炎、肾炎、风湿性关节炎。

三、护理目标

患者躯体不适缓解,日常生活不受影响;体温恢复正常;呼吸道通畅;睡眠改善;无并发症发生或并发症被及时控制。

四、护理措施

(一)一般护理

注意隔离患者,减少探视,避免交叉感染。患者咳嗽或打喷嚏时应避免对着他人。患者使用的餐具、痰盂等用具应按规定消毒,或用一次性器具,回收后焚烧弃去。多饮水,补充足够的热量,给予清淡易消化、高热量、丰富维生素、富含营养的食物。避免刺激性食物,戒烟、酒。患者以休息为主,特别是在发热期间。部分患者往往因剧烈咳嗽而影响正常的睡眠,可给患者提供容易入睡的休息环境,保持病室适宜温度、湿度和空气流通。保证周围环境安静,关闭门窗。指导患者运用促进睡眠的方式,如睡前泡脚、听音乐等。必要时可遵医嘱给予镇咳、祛痰或镇静药物。

(二)病情观察

关注疾病流行情况、鼻咽部发生的症状、体征及血常规和X线胸片改变。注意并发症,如耳痛、耳鸣、听力减退、外耳道流脓等提示中耳炎;如头痛剧烈、发热,伴脓涕、鼻窦有压痛等提示鼻窦炎;如在恢复期出现胸闷、心悸、眼睑水肿、腰酸和关节痛等提示心肌炎、肾炎或风湿性关节炎,应及时就诊。

(三)对症护理

1.高热护理

体温超过 37.5 ℃,应每 4 小时测体温 1 次,观察体温过高的早期症状和体征,体温突然升高或骤降时,应随时测量和记录,并及时报告医师。体温>39 ℃时,要采取物理降温。降温效果不好可遵照医嘱选用适当的解热剂进行降温。患者出汗后应及时处理,保持皮肤的清洁和干燥,并注意保暖。鼓励多饮水。

2.保持呼吸道通畅

清除气管、支气管内分泌物,减少痰液在气管、支气管内的聚积。指导患者采取舒适的体位进行有效咳嗽。观察咳痰情况,如痰液较多且黏稠,可嘱患者多饮水,或遵照医嘱给予雾化吸入治疗,以湿润气道、利于痰液排出。

(四)用药护理

1.对症治疗

选用抗感冒复合剂或中成药减轻发热、头痛,减少鼻、咽充血和分泌物,如对乙酰氨基酚、银翘解毒片等。干咳者可选用右美沙芬、喷托维林等;咳嗽有痰可选用复方氯化铵合剂、溴己新,或雾化祛痰。咽痛者可含服喉片或草珊瑚片等。气喘者可用平喘药,如特布他林、氨茶碱等。

2.抗病毒药物

早期应用抗病毒药有一定疗效,可选用利巴韦林、奥司他韦、金刚烷胺、吗啉胍和抗病毒中成药等。

3.抗菌药物

如有细菌感染,最好根据药敏试验选择有效抗菌药物治疗,常可选用大环内酯类、青霉素类、氟喹诺酮类及头孢菌素类。

根据医嘱选用药物,告知患者药物的作用、可能发生的不良反应和服药的注意事项,如按时服药;应用抗生素者,注意观察有无迟发变态反应发生;对于应用解热镇痛药者注意避免大量出汗引起虚脱等。发现异常及时就诊等。

(五)心理护理

急性呼吸道感染预后良好,多数患者于一周内康复,仅少数患者可因咳嗽迁延不愈而发展为慢性支气管炎,患者一般无明显心理负担。但如果咳嗽较剧烈,加之伴有发热,可能会影响患者的休息、睡眠,进而影响工作和学习,个别患者产生急于缓解咳嗽等症状的焦虑情绪。护理人员应与患者进行耐心、细致的沟通,通过对病情的客观评价,解除患者的心理顾虑,建立治疗疾病的信心。

(六)健康指导

1.疾病知识指导

帮助患者和家属掌握急性呼吸道感染的诱发因素及本病的相关知识,避免受凉、过度疲劳,注意保暖;外出时可戴口罩,避免寒冷空气对气管、支气管的刺激。积极预防和治疗上呼吸道感染,症状改变或加重时应及时就诊。

2.生活指导

平时应加强耐寒锻炼,增强体质,提高机体免疫力。有规律生活,避免过度劳累。室内空气保持新鲜、阳光充足。少去人群密集的公共场所。戒烟、酒。

五、护理评价

患者舒适度改善;睡眠质量提高;未发生并发症或发生后被及时控制。

第二节　支气管哮喘

支气管哮喘(简称哮喘)是由多种细胞(如嗜酸性粒细胞、肥大细胞、T淋巴细胞、中性粒细胞、气道上皮细胞等)和细胞组分参与的气道慢性炎症性疾病。这种慢性炎症导致气道高反应性和广泛多变的可逆性气流受限,并引起反复发作性的喘息、气急、胸闷或咳嗽等症状,常在夜间和(或)清晨发作和加重,多数患者可自行缓解或治疗后缓解。支气管哮喘如贻误诊治,随病程的延长可产生气道不可逆性狭窄和气道重塑。因此,合理的防治至关重要。

哮喘是全球性疾病,全球约有1.6亿患者,我国患病率为1‰~4‰,其中儿童患病率高于青壮年,城市高于农村,老年人群的患病率有增高趋势。成人男女患病率相近,约40%的患者有家族史。

一、护理评估

(一)病因和发病机制

1.病因

本病的病因不十分清楚。目前认为哮喘是多基因遗传病,受遗传因素和环境因素双重影响。

(1)遗传因素:哮喘发病具有明显的家族集聚现象,临床家系调查发现,哮喘患者亲属患病率高于群体患病率,且亲缘关系越近患病率越高;病情越严重,其亲属患病率也越高。

（2）环境因素:主要为哮喘的激发因素,包括以下几种。①吸入性变应原:如尘螨、花粉、真菌、动物毛屑、二氧化硫、氨气等各种特异和非特异性吸入物。②感染:如细菌、病毒、原虫、寄生虫等。③食物:如鱼、虾、蟹、蛋类、牛奶等。④药物:如普萘洛尔、阿司匹林等。⑤其他:气候改变、运动、妊娠等。

2.发病机制

哮喘的发病机制非常复杂(图1-1),变态反应、气道炎症、气道反应性增高和神经等因素及其相互作用被认为与哮喘的发病关系密切。其中气道炎症是哮喘发病的本质,而气道高反应性是哮喘的重要特征。根据变应原吸入后哮喘发生的时间,可分为速发性哮喘反应、迟发性哮喘反应和双相型哮喘反应。速发性哮喘反应在吸入变应原的同时立即发生反应,15～30分钟达高峰,2小时逐渐恢复正常。迟发性哮喘反应在吸入变应原6小时左右发作,持续时间长,症状重,常呈持续性哮喘表现,为气道慢性炎症反应的结果。

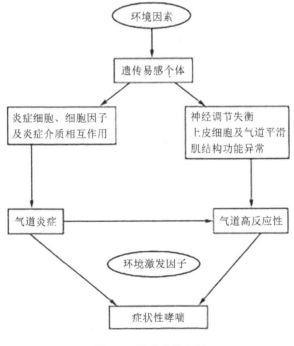

图1-1　哮喘发病机制

（二）病理

疾病早期,肉眼所见无明显器质性改变,随疾病进展,肉眼可见肺膨胀及肺气肿,支气管及细支气管内含有黏稠痰液及黏液栓,黏液栓塞局部可出现肺不张。支气管壁增厚、黏膜及黏膜下血管增生、黏膜肿胀充血形成皱襞。气道上皮下有肥大细胞、嗜酸性粒细胞、淋巴细胞等多种炎性细胞浸润。

(三)健康史

哮喘的发作受诸多因素的影响,应询问患者哮喘发作是否与下列因素有关。

1.吸入变应原

如花粉、工业粉尘、刺激性气体等。

2.食物

引起哮喘发作的常见食物有鱼类、虾蟹、蛋类和牛奶等。过咸或过甜等刺激性强的食物也可诱发哮喘的发作。

3.感染

哮喘的发作与上呼吸道的反复感染有关,如病毒、细菌等。

4.接触某些药物

常见的药物有阿司匹林、普萘洛尔、青霉素、磺胺类等。

5.其他

吸烟、气候的变化、剧烈运动、精神紧张等也可诱发哮喘的发作。

(四)身体状况

1.主要症状

典型表现为发作性呼气性呼吸困难或发作性胸闷和咳嗽,伴有哮鸣音。严重者呈强迫坐位或端坐呼吸,甚至出现发绀等;干咳或咳大量泡沫样痰。哮喘发作前常有干咳、呼吸紧迫感、连打喷嚏、流泪等先兆表现;有时仅以咳嗽为唯一的症状(咳嗽变异性哮喘)。哮喘症状可在数分钟内发作,经数小时至数天,用支气管舒张药可缓解或自行缓解。在夜间及凌晨发作和加重常是哮喘的特征之一。有些青少年,在运动时出现咳嗽、胸闷和呼吸困难(运动性哮喘)。

2.护理体检

发作时胸部呈过度充气征象,双肺可闻及广泛的哮鸣音,呼气音延长。严重者可有辅助呼吸肌收缩加强、心率加快、奇脉、胸腹反常运动和发绀。但在轻度哮喘或非常严重哮喘发作时,哮鸣音可不出现,称之为寂静胸。非发作期可无阳性体征。

3.分期及病情评价

根据临床表现哮喘分为急性发作期、慢性持续期和缓解期。

(1)急性发作期:是指气促、咳嗽、胸闷等症状突然发生,常有呼吸困难,以呼气流量降低为其特征,常因接触刺激物或治疗不当所致。哮喘急性发作时严重程度评估见表1-1。

表1-1 哮喘急性发作时病情严重程度的分级

病情程度	临床表现	生命体征	血气分析	支气管舒张剂
轻度	对日常生活影响不大,可平卧,说话连续成句,步行、上楼时有气短	脉搏<100次/分	基本正常	能被控制
中度	日常生活受限,稍事活动便有喘息,喜坐位,讲话时断时续,有焦虑和烦躁,哮鸣音响亮而弥漫	脉搏100~120次/分	动脉血氧分压8.0~10.7 kPa(60~80 mmHg)动脉血二氧化碳分压<6.0 kPa(45 mmHg)	仅有部分缓解
重度	喘息持续发作,日常生活受限,休息时亦喘,端坐前弓位,大汗淋漓,常有焦虑和烦躁	脉搏明显增快,有奇脉、发绀	动脉血氧分压<8.0 kPa(60 mmHg)动脉血二氧化碳分压>6.0 kPa(45 mmHg)	无效
危重	患者不能讲话,出现意识障碍,呼吸时,哮鸣音明显减弱或消失,胸腹部矛盾运动	脉搏>120次/分或脉律徐缓不规则,血压下降	动脉血氧分压<8.0 kPa(60 mmHg)动脉血二氧化碳分压>6.0 kPa(45 mmHg)	无效

(2)慢性持续期:在哮喘非急性发作期,患者仍有不同程度的哮喘症状或呼气流量峰值(peak expiratory flow,PEF)降低。根据临床表现和肺功能可将慢性持续期的病情程度分为4级,见表1-2。

表1-2 哮喘慢性持续期病情严重度的分级

分级	临床表现	肺功能改变
间歇发作(第一级)	症状<每周1次,短暂发作,夜间哮喘症状≤每月2次	第1秒用力呼气容积(forced expiratory volume in one second,FEV_1)≥80%预计值或PEF≥80%个人最佳值,PEF或FEV_1变异率<20%
轻度持续(第二级)	症状≥每周1次,但<每天1次,可能影响活动及睡眠,夜间哮喘症状>每月2次,但<每周1次	FEV_1≥80%预计值或PEF≥80%个人最佳值,PEF或FEV_1变异率20%~30%

分级	临床表现	肺功能改变
中度持续(第三级)	每天有症状,影响活动及睡眠,夜间哮喘症状≥每周1次	FEV_1 60%~79%预计值或 PEF 60%~79%个人最佳值,PEF 或 FEV_1 变异率>30%
重度持续(第四级)	每天有症状,频繁发作,经常出现夜间哮喘症状,体力活动受限	FEV_1<60%预计值或 PEF<60%个人最佳值,PEF 或 FEV_1 变异率>30%

(3)缓解期:系指经过或未经过治疗症状、体征消失,肺功能恢复到急性发作前水平,并维持 4 周以上。

4.并发症

发作时可并发气胸、纵隔气肿、肺不张;反复发作和感染可并发慢性支气管炎、肺气肿和肺源性心脏病。

(五)实验室及其他检查

1.呼吸功能检查

(1)通气功能检测:发作时呈阻塞性通气功能障碍,呼气流速指标显著下降,FEV_1、FEV_1 占用力肺活量(forced vital capacity,FVC)比值($FEV_1/FVC\%$)、最大呼气中期流量(maximal mid-expiratory flow,MMEF)以及 PEF 均减少。其中以 $FEV_1/FVC\%$ 的下降(低于 70% 或低于正常预计值的 80%)为判断气道阻塞的最重要指标。缓解期上述通气功能指标逐渐恢复。

(2)支气管舒张试验:用以测定气道气流的可逆性。常用吸入型的支气管舒张药(如沙丁胺醇、特布他林等),如 FEV_1 较用药前增加>15%,且其绝对值增加>200 mL,可判断舒张试验阳性。

(3)支气管激发试验:用以测定气道反应性。常用吸入激发剂为乙酰甲胆碱、组胺。激发试验只适用于 FEV_1 在正常预计值的 70% 以上的患者。在设定的激发剂量范围内,如 FEV_1 下降>20%,可诊断为激发试验阳性。

(4)PEF 及其变异率测定:PEF 可反映气道通气功能的变化。哮喘发作时 PEF 下降。昼夜 PEF 变异率≥20%,则符合气道气流受限可逆性改变的特点。

2.血气分析

严重发作时可有动脉血氧分压降低。由于过度通气可使动脉血二氧化碳分压下降,pH 上升,表现为呼吸性碱中毒。如气道阻塞严重时,可出现二氧化碳潴留,动脉血二氧化碳分压上升,表现呼吸性酸中毒。如缺氧明显,可合并代谢性酸中毒。

3.胸部 X 线检查

哮喘发作时双肺透亮度增高,呈过度充气状态。合并感染时,可见肺纹理增加和炎性浸润阴影。

4.特异性变应原的检测

哮喘患者大多数对众多的变应原和刺激物敏感。结合病史测定变应原指标有助于对病因的诊断,避免或减少对该致敏因素的接触。

5.痰液检查

涂片可见嗜酸性粒细胞增多。

(六)心理-社会评估

评估家属对疾病的认知程度及对患者的支持程度、经济状况和社区保健情况。因哮喘发作时出现呼吸困难、濒死感而导致患者焦虑、恐惧情绪,哮喘发作严重的患者,甚至丧失生活信心,易对家属、医务人员或支气管舒张药产生依赖心理。心理因素与哮喘发病间互为因果,在护理中应注意细致了解患者精神及情绪状况,工作学习情况,家庭生活情况,经济状况等。

二、主要护理诊断及医护合作性问题

(一)气体交换受损

气体交换受损与支气管痉挛、气道炎症、气道阻力增加有关。

(二)清理呼吸道无效

清理呼吸道无效与支气管黏膜水肿、分泌物增多、痰液黏稠、无效咳嗽有关。

(三)知识缺乏

缺乏正确使用吸入器的相关知识。

(四)潜在并发症

自发性气胸、纵隔气肿、肺不张、呼吸衰竭。

三、护理目标

患者呼吸困难缓解,能进行有效呼吸;痰液能排出;能正确使用雾化吸入器;未发生并发症。

四、护理措施

支气管哮喘目前尚无根治的方法。护理措施和治疗的目的为控制症状,防止病情恶化,尽可能保持肺功能正常,维持正常活动能力(包括运动),避免治疗不良反应,防止不可逆气道阻塞,避免死亡。

(一)一般护理

1.环境与体位

提供安静、舒适、温湿度适宜的环境,保持室内清洁、空气流通。脱离变应原非常必要,找到引起哮喘发作的变应原或其他非特异刺激因素,并使患者迅速脱离,这是防治哮喘最有效的方法。病室不宜布置花草,避免使用羽绒或蚕丝织物。发作时,协助患者采取舒适的半卧位或坐位,或用过床桌使患者伏桌休息,以减轻体力消耗。

2.饮食护理

大约20%的成年人和50%的哮喘患儿可因不适当饮食而诱发或加重哮喘。护理人员应帮助患者找出与哮喘发作有关的食物。哮喘患者的饮食以清淡、易消化、高蛋白、富含维生素A、维生素C、钙食物为主,如哮喘发作与进食某些异体蛋白如鱼、虾、蟹、蛋类、牛奶等有关,应忌食;某些食物添加剂如酒石黄、亚硝酸盐(制作糖果、糕点用于漂白、防腐)也可诱发哮喘发作,应当引起注意。慎用或忌用某些引起哮喘的药物,如阿司匹林或阿司匹林的复方制剂。戒酒、戒烟。哮喘发作时,患者呼吸增快、出汗,极易形成痰栓阻塞小支气管,若无心、肾功能不全时,应鼓励患者饮水2 000～3 000 mL/d,必要时,遵医嘱静脉补液,注意输液速度。

3.保持身体清洁舒适

哮喘患者常会大量出汗,应每天以温水擦浴,勤换衣服和床单,保持皮肤的清洁、干燥和舒适。协助并鼓励患者咳嗽后用温水漱口,保持口腔清洁。

4.氧疗护理

重症哮喘患者常伴有不同程度的低氧血症存在,应遵医嘱给予吸氧,吸氧流量为每分钟1～3 L,吸氧浓度一般不超过40%。为避免气道干燥和寒冷气流的刺激而导致气道痉挛,吸入的氧气应尽量温暖湿润。

(二)病情观察

观察哮喘发作的前驱症状,如鼻咽痒、喷嚏、流涕、眼痒等黏膜过敏症状;哮喘发作时,观察患者意识状态、呼吸频率、节律、深度及辅助呼吸肌是否参与呼吸运动等,监测呼吸音、哮鸣音变化,监测动脉血气分析和肺功能情况,了解病情和治疗效果。呼吸困难时遵医嘱给予吸氧,注意氧疗效果;哮喘发作严重时,如经治疗病情无缓解,做好机械通气准备工作;加强对急性期患者的监护,尤其在夜间和凌晨易发生哮喘的时间段内,严密观察有无病情变化。

(三)用药护理

1.β_2肾上腺素受体激动剂

β_2肾上腺素受体激动剂(简称 β_2 受体激动剂):是控制哮喘急性发作症状的首选药物,短效 β_2 受体激动剂起效较快,但药效持续时间较短,一般仅维持 4～6 小时,常用药物有沙丁胺醇、特布他林等。长效 β_2 受体激动剂作用时间均在 12 小时以上,且有一定抗感染作用,如福莫特罗、沙美特罗及丙卡特罗等,用药方法可采用定量气雾剂吸入、干粉吸入、持续雾化吸入等,也可用口服或静脉注射。首选吸入法,因药物直接作用于呼吸道,局部浓度高且作用迅速,所用剂量较小,全身性不良反应少。常用沙丁胺醇或特布他林,每天 3～4 次,每次 1～2 喷。干粉吸入方便较易掌握。持续雾化吸入多用于重症和儿童患者,方法简单易于配合。β_2 激动剂的缓(控)释型口服制剂,用于防治反复发作性哮喘和夜间哮喘。注射用药,用于严重哮喘,一般每次用量为沙丁胺醇 0.5 mg,只在其他疗法无效时使用。指导患者按医嘱用药,不宜长期规律、单一、大量使用,否则会引起气道 β_2 受体功能下调,药物减效;由于本类药物(特别是短效制剂)无明显抗感染作用,故宜与吸入激素等抗炎药配伍使用。口服沙丁胺醇或特布他林时,观察有无心悸、骨骼肌震颤等不良反应。静脉滴注沙丁胺醇注意滴速 2～4 $\mu g/min$,并注意有无心悸等不良反应。

2.糖皮质激素

糖皮质激素是当前控制哮喘发作最有效的药物。可分为吸入、口服和静脉用药。吸入治疗是目前推荐长期抗感染治疗哮喘的最常用的方法。常用吸入药物有倍氯米松、氟替卡松、莫米松等,起效慢,通常需规律用药 1 周以上方能起效。口服药物用于吸入糖皮质激素无效或需要短期加强的患者,有泼尼松、泼尼松龙,起始 30～60 mg/d,症状缓解后逐渐减量至≤10 mg/d。然后停用,或改用吸入剂。在重度或严重哮喘发作时,提倡及早静脉给药。吸入治疗药物全身性不良反应少,少数患者可出现口腔念珠菌感染、声音嘶哑或呼吸道不适,指导患者吸药后必须立即用清水充分漱口以减轻局部反应和胃肠吸收。全身用药应注意肥胖、糖尿病、高血压、骨质疏松、消化性溃疡等不良反应,口服用药宜在饭后服用,以减少对胃肠道黏膜的刺激。气雾吸入糖皮质激素可减少其口服量,当用吸入剂替代口服剂时,通常需同时使用,两周后逐步减少口服量,指导患者不得自行减量或停药。

3.茶碱类

茶碱类是目前治疗哮喘的有效药物,通过抑制磷酸二酯酶,提高平滑肌细胞内的环磷酸腺苷浓度,拮抗腺苷受体,刺激肾上腺分泌肾上腺素,增强呼吸肌的收缩;同时具有气道纤毛清除功能和抗感染作用。口服氨茶碱一般剂量每天6～10 mg/kg,控(缓)释茶碱制剂,可用于夜间哮喘。静脉给药主要应用于危、重症哮喘,静脉注射首次剂量4～6 mg/kg,注射速度不超过0.25 mg/(kg·min),静脉滴注维持量为0.6～0.8 mg/(kg·h),日注射量一般不超过1.0 g。其主要不良反应为胃肠道、心脏和中枢神经系统的毒性反应。氨茶碱用量过大或静脉注射(滴注)速度过快可引起恶心、呕吐、头痛、失眠、心律失常,严重者引起室性心动过速、抽搐乃至死亡。静脉注射时浓度不宜过高,速度不宜过快,注射时间宜在10分钟以上,以防中毒症状发生,观察用药后疗效和不良反应,最好在用药中监测血药浓度,其安全有效浓度为6～15 μg/mL。发热,妊娠,小儿或老年有心、肝、肾功能障碍及甲状腺功能亢进者慎用。合用西咪替丁(甲氰咪胍)、喹诺酮类、大环内酯类药物等可影响茶碱代谢而使其排泄减慢,应减少用量。茶碱缓释片或茶碱控释片由于药片有控释材料,不能嚼服,必须整片吞服。

4.抗胆碱药

胆碱能受体(M受体)拮抗剂,有舒张支气管及减少痰液的作用。常用异丙托溴铵吸入或雾化吸入,约10分钟起效,维持4～6小时;长效抗胆碱药噻托溴铵作用维持时间可达24小时。

5.其他

色苷酸钠是非糖皮质激素抗炎药物。对预防运动或变应原诱发的哮喘最为有效。色苷酸钠雾化吸入3.5～7 mg或干粉吸入20 mg,每天3～4次。酮替酚和新一代组胺H_1受体拮抗剂阿司咪唑、曲尼斯特等对轻症哮喘和季节性哮喘有效,也可与β_2受体激动剂联合用药。色苷酸钠及尼多酸钠,少数病例可有咽喉不适、胸闷、偶见皮疹,孕妇慎用。抗胆碱药吸入后,少数患者可有口苦或口干感。白三烯拮抗剂具有抗感染和舒张支气管平滑肌的作用。白三烯调节剂的主要不良反应是较轻微的胃肠道症状,少数有皮疹、血管性水肿、转氨酶升高,停药后可恢复正常。

(四)吸入器的正确使用

1.定量雾化吸入器

定量雾化吸入器的使用需要患者协调呼吸动作,正确使用是保证吸入治疗成功的关键。

（1）介绍雾化吸入的器具：根据患者文化层次、学习能力,提供雾化吸入器的学习资料。

（2）使用方法：打开盖子,摇匀药液,深呼气至不能再呼时,张口,将吸入器喷嘴置于口中,双唇包住咬口,以慢而深的方式经口吸气,同时以手指按压喷药,至吸气末屏气 10 秒,使较小的雾粒沉降在气道远端,然后缓慢呼气,休息 3 分钟后可再重复使用一次。指导患者反复练习,医护人员演示,直至患者完全掌握。

（3）特殊定量雾化吸入器的使用：对不易掌握吸入方法的儿童或重症患者,可在吸入器上加储物罐,可以简化操作,增加吸入到下呼吸道和肺部的药物量,减少雾滴在口咽部沉积引起刺激,增加雾化吸入疗效。见图 1-2。

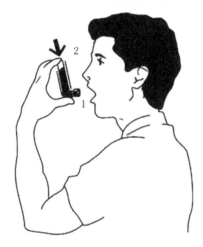

1.喷口;2.锨钮

图 1-2 定量雾化吸入器

2.干粉吸入器

较常用的有蝶式吸入器、都宝装置和准纳器。

（1）蝶式吸入器：指导患者正确将药物转盘装进吸入器中,打开上盖至垂直部位(刺破胶囊),用口唇含住吸嘴用力深吸气,屏气数秒钟。重复上述动作 3～5 次,直至药粉吸尽为止。完全拉出滑盘,再推回原位(此时旋转转盘至一个新囊泡备用)。

（2）都宝装置：使用时移去瓶盖,一手垂直握住瓶体,另一手握住底盖,先右转再向左旋转至听到"喀"的一声。吸入前先呼气,然后含住吸嘴,仰头,用力深吸气,屏气 5～10 秒。见图 1-3。

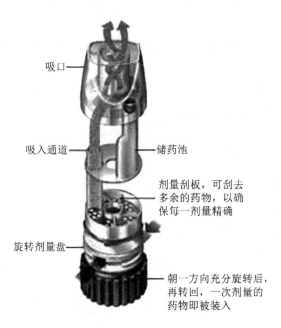

吸口

吸入通道　　　　储药池

剂量刮板，可刮去
多余的药物，以确
保每一剂量精确

旋转剂量盘

朝一方向充分旋转后，
再转回，一次剂量的
药物即被装入

图 1-3　都宝装置

(3)准纳器:使用时一手握住外壳,另一手的大拇指放在拇指柄上向外推动至完全打开,推动滑杆直至听到"咔哒"声,将吸嘴放入口中,经口深吸气,屏气10 秒。

(五)心理护理

研究证明,精神因素在哮喘的发生、发展过程中起重要作用,培养良好的情绪和战胜疾病的信心是哮喘治疗和护理的重要内容。哮喘患者的心理表现类型多种多样,可有抑郁、焦虑、恐惧、性格的改变(如悲观、失望、孤独、脆弱、躁动、敌对、易于冲动、神经质、自卑等)、社会工作能力的下降(如自信心及适应能力下降、交际减少等)或自主神经紊乱的表现,如多汗、头晕、眼花、食欲减退、手颤、胸闷、气短、心悸等。针对哮喘患者心理障碍的情况,护理人员应体谅和同情患者的痛苦,尤其对于慢性哮喘治疗效果不佳的患者更应关心,给予心理疏导和教育,向患者解释避免不良情绪的重要性,多用鼓励性语言,减轻患者的心理压力,提高治疗的信心和依从性。

(六)健康指导

1.疾病知识指导

通过教育使患者能懂得哮喘虽不能彻底治愈,但只要坚持充分地正规治疗,完全可以有效地控制哮喘的发作,即患者可达到没有或仅有轻度症状,能坚持日常工作和学习。

2.识别和避免触发因素

针对个体情况,指导患者有效控制可诱发哮喘发作的各种因素,如避免摄入引起过敏的食物;室内布局力求简洁,避免使用地毯、种植花草,不养宠物;经常打扫房间,清洗床上用品;避免接触刺激性气体及预防呼吸道感染;避免进食易引起哮喘的食物;避免强烈的精神刺激和剧烈的运动;避免大笑、大哭、大喊等过度换气动作;在缓解期应加强体育锻炼、耐寒锻炼及耐力训练,以增强体质。

3.自我监测病情

识别哮喘加重的早期情况,学会哮喘发作时进行简单的紧急自我处理方法,学会利用峰流速仪来监测 PEF,做好哮喘日记,为疾病预防和治疗提供参考资料。峰流速仪是一种可随身携带,能测量 PEF 的一种小型仪器。使用方法:取站立位,尽可能深吸一口气,然后用唇齿部分包住口含器后,以最快的速度,用一次最有力的呼气吹动游标滑动,游标最终停止的刻度,就是此次峰流速值。峰流速测定是发现早期哮喘发作最简便易行的方法,在没有出现症状之前,PEF 下降,提示早期哮喘的发生。

临床试验观察证实,每天测量的 PEF 与标准的 PEF 进行比较,不仅能早期发现哮喘发作,还能判断哮喘控制的程度和选择治疗措施。如果 PEF 经常地、有规律地保持在 $80\% \sim 100\%$,为安全区,说明哮喘控制理想;如果 PEF 在 $50\% \sim 80\%$,为警告区,说明哮喘加重,需及时调整治疗方案;如果 PEF $<50\%$,为危险区,说明哮喘严重,需要立即到医院就诊。

4.用药指导

哮喘患者应了解自己所用的每种药的药名、用法及使用时的注意事项,了解药物的主要不良反应及如何采取相应的措施来避免。指导患者或家属掌握正确的药物吸入技术。一般先用 β_2 受体激动剂,后用糖皮质激素吸入剂。与患者共同制订长期管理、防止复发的计划。坚持定期随访保健,指导正确用药,使药物不良反应减至最少,受体激动剂使用量减至最小,甚至不用也能控制症状。

5.心理-社会指导

保持有规律的生活和乐观情绪,积极参加体育锻炼,最大程度恢复劳动能力,特别向患者说明发病与精神因素和生活压力的关系。动员与患者关系密切的力量,如家人或朋友参与对哮喘患者的管理;为其身心健康提供各方面的支持,并充分利用社会支持系统。

五、护理评价

患者呼吸平稳,肺部听诊呼吸音正常,哮鸣音消失。动脉血气检测结果维持在正常范围;患者能摄入足够的液体,痰液稀薄,容易咳出;患者能描述使用吸入器的目的、注意事项、正确掌握使用方法。

第三节　原发性高血压

原发性高血压系指原因未明的以动脉血压升高为主要临床表现的临床综合征,通常简称为高血压。是多种心、脑血管疾病的重要病因和危险因素,影响心、脑、肾等重要脏器的结构和功能,最终导致这些器官的功能衰竭。目前仍是心血管疾病死亡的主要原因之一。约 5% 的高血压患者,血压升高是由某些确定的疾病或病因引起,称为继发性高血压。我国流行病学调查显示,高血压患病率呈明显上升趋势,北方高于南方,沿海高于内地,城市高于农村。青年期男性高于女性,中年后女性略高于男性。且高血压患病率、发病率及血压水平随年龄增加而升高。

一、血压分类和定义

目前,我国采用国际上统一的血压分类和标准(表 1-3),适用于任何年龄的成人。高血压定义为收缩压≥18.7 kPa(140 mmHg)和(或)舒张压≥12.0 kPa(90 mmHg),根据血压升高水平,又进一步将高血压分为 1、2、3 级。

当收缩压和舒张压属于不同分级时,以较高的级别作为标准;既往有高血压病史者,目前正服降压药,虽然血压已低于 18.7/12.0 kPa(140/90 mmHg)亦应诊断为高血压。

表 1-3　血压水平分类(WHO/ISH 1999 年)

类别	收缩压 kPa(mmHg)		舒张压 kPa(mmHg)
理想血压	<16(120)		<10.7(80)
正常血压	<17.3(130)	和	<11.3(85)
正常高值	17.3~18.5(130~139)		11.3~11.9(85~89)
1 级高血压(轻度)	18.7~21.2(140~159)	和(或)	12~13.2(90~99)

类别	收缩压 kPa(mmHg)		舒张压 kPa(mmHg)
亚组:临界高血压	18.7～19.9(140～149)	和(或)	12～12.5(90～94)
2级高血压(中度)	21.3～23.9(160～179)	和(或)	13.3～14.5(100～109)
3级高血压(重度)	≥24(180)	和(或)	≥14.7(110)
单纯收缩期高血压	≥18.7(140)	和	<12(90)
亚组:临界收缩期高血压	18.7～19.9(140～149)	和	<12(90)

二、护理评估

(一)病因与发病机制

1.病因

目前认为原发性高血压是在一定的遗传背景下由于多种后天环境因素作用,使正常血压调节机制失代偿所致。一般认为遗传因素占40%,环境因素约占60%。

(1)遗传因素:高血压具有明显的家族聚集性,父母均有高血压的正常血压子女,以后发生高血压的比例增高。提示其有遗传学基础或伴有遗传生化异常。

(2)环境因素。①饮食:流行病学和临床观察均显示食盐摄入量与高血压的发生和血压水平呈正相关。钠盐摄入越多,血压水平和患病率越高。而低钾、低钙、低动物蛋白的膳食更加重了钠对血压的不良影响。②精神应激:人在长期紧张、压力、焦虑或长期环境噪声、视觉刺激下也可引起高血压,因此,城市从事脑力劳动者高血压的患病率超过体力劳动者,从事精神紧张度高的职业和长期噪音环境中工作者患高血压较多。

(3)其他因素:肥胖、服避孕药也与高血压的发生有关,肥胖是血压升高的重要危险因素,一般采用体重指数来衡量肥胖程度,即体重(kg)/身高(m)²(20～24为正常范围)。约1/3高血压患者有不同程度肥胖。服避孕药的女性血压升高发生率及程度与服用时间长短有关,口服避孕药引起的高血压一般为轻度,并且可逆转。另外,阻塞型睡眠呼吸暂停低通气综合征亦与高血压有关,50%阻塞型睡眠呼吸暂停低通气综合征患者有高血压。

2.发病机制

影响血压的因素众多,从血流动力学角度,主要取决于心排血量及体循环的外周阻力。平均动脉血压=心排血量×总外周阻力。高血压的血流动力学特征主要是总外周血管阻力相对或绝对增高。从这个角度出发,高血压的发病机制包括以下几个方面。

(1)交感神经系统活性亢进:各种病因使大脑皮质兴奋与抑制过程失调,皮层下神经中枢功能发生变化,各种神经递质浓度与活性异常,导致交感神经系统活性亢进,血浆儿茶酚胺浓度升高,阻力小动脉收缩增强。

(2)肾性水、钠潴留:各种原因引起肾性水、钠潴留,机体为避免心排血量增高使组织过度灌注,全身阻力小动脉收缩增强,导致外周血管阻力增高。也可能通过排钠激素分泌释放增加使外周血管阻力增高。

(3)肾素-血管紧张素-醛固酮系统激活:肾小球入球动脉的球旁细胞分泌肾素,作用于肝脏产生的血管紧张素原,生成血管紧张素 Ⅰ,再经血管紧张素转换酶(angiotensin converting enzyme,ACE)的作用生成血管紧张素 Ⅱ,作用于血管紧张素 Ⅱ 受体,使小动脉平滑肌收缩,外周血管阻力增加;并可刺激肾上腺皮质分泌醛固酮,使水、钠潴留,血容量增加;还可通过交感神经末梢使去甲肾上腺素分泌增加,这些作用均可使血压升高。

(4)胰岛素抵抗:近年认为胰岛素抵抗是 2 型糖尿病和高血压发生的共同病理生理基础,胰岛素抵抗表现为继发性高胰岛素血症,使肾脏水、钠重吸收增加,交感神经系统活性亢进,动脉弹性减退,从而使血压升高。

(5)其他:细胞膜离子转运异常,血管内皮系统生成、激活和释放的各种血管活性物质,代谢异常,饮酒过多等均可导致心排出量及外周血管阻力增加,而引起血压升高。

以上机制主要从总外周血管阻力增高出发,但此机制尚不能解释单纯收缩性高血压和脉压明显增高。通常情况下,收缩压和脉压的主要决定因素是大动脉弹性和外周血管的压力反射波,因而近年来重视动脉弹性功能在高血压发病中的作用。

(二)病理

高血压早期无明显病理改变。长期高血压引起全身小动脉病变,表现为小动脉管壁增厚和管腔狭窄,导致重要靶器官如心、脑、肾组织缺血。

1.心

高血压的心脏改变主要是左心室肥厚和扩大。最终可导致心力衰竭。长期高血压常合并冠状动脉粥样硬化和微血管病变。

2.脑

长期高血压使脑血管发生缺血与变性,容易形成微动脉瘤,从而发生脑出血。高血压促使脑动脉硬化,可并发脑血栓形成。

3.肾

长期持续高血压使肾小球内囊压力升高,肾小球纤维化、萎缩,以及肾动脉硬化,因肾实质缺血和肾单位不断减少,最终导致肾衰竭。

4.视网膜

视网膜小动脉早期发生痉挛,随着病程进展出现硬化改变。血压急骤升高可引起视网膜渗出和出血。

(三)健康史

1.年龄

高血压发病率随年龄增长而上升,35岁以后发病明显增加。

2.遗传

有高血压病家族史的子女高血压的发病率明显增高,但高血压并非遗传性疾病。

3.肥胖

肥胖者易患高血压,其发病率是体重正常者的2~6倍。

4.摄盐量

摄入食盐量与高血压的发生有密切关系,盐摄入量高的地区发病率明显高于摄入量低的地区。

5.职业

脑力劳动者发病率高于体力劳动者。

6.其他因素

大量吸烟、长期的噪音影响、反复的精神刺激、持续的精神紧张等均与高血压病的发生有相关性。

(四)身体状况

1.一般表现

(1)症状:大多数起病缓慢、渐进,早期症状不明显,一般缺乏特殊的临床表现。只是在精神紧张、情绪激动后才出现血压暂时性升高,随后即可恢复正常;部分患者没有症状,常见症状有头痛、头晕、颈项板紧、疲劳、心悸等,在紧张或劳累后加重,不一定与血压水平有关,多数症状可自行缓解。也可出现视力模糊、鼻出血等较重症状。约1/5患者无症状,仅在测量血压时或发生心、脑、肾等并发症时才被发现。

(2)体征:血压随季节、昼夜、情绪等因素有较大波动。冬季血压较高,夏季较低;血压有明显昼夜波动,一般夜间血压较低,清晨起床活动后血压迅速升高,形成清晨血压高峰。患者在家中的自测血压值往往低于在医院所测的血压值。心脏听诊时可有主动脉瓣区第二心音亢进、收缩期杂音或收缩早期喀喇音。高血压后期的临床表现常与心、脑、肾损害程度有关。

2.并发症

随病程进展,血压持久升高,可导致心、脑、肾等靶器官受损。

(1)心脏:血压长期升高使心脏尤其是左心室后负荷过重,致使左心室肥厚、扩大,形成高血压性心脏病,最终导致左心衰竭。高血压可促使冠状动脉粥样硬化的形成,并使心肌耗氧量增加,可出现心绞痛、心肌梗死和猝死。

(2)脑:长期高血压易形成颅内微小动脉瘤,血压突然增高时可引起破裂而致脑出血。血压急剧升高还可发生一过性脑血管痉挛,导致短暂性脑缺血发作及脑血栓形成,出现头痛、失语、肢体瘫痪。血压极度升高可发生高血压脑病。

(3)肾脏:长期而持久血压升高,可引起肾小动脉硬化,导致肾功能减退,出现蛋白尿,晚期可出现氮质血症及尿毒症。

(4)眼底:可反映高血压的严重程度,分为4级。Ⅰ级:视网膜动脉痉挛、变细,反光增强;Ⅱ级:视网膜动脉狭窄,动静脉交叉压迫;Ⅲ级:上述血管病变基础上有眼底出血或棉絮状渗出;Ⅳ级:出血或渗出伴有视盘水肿。

(5)血管:除心、脑、肾血管病变外,严重高血压可促使主动脉夹层形成并破裂,常可致命。

3.临床特殊类型

(1)恶性高血压:恶性高血压发病急骤,多见于青、中年。临床特点为血压明显升高,舒张压持续在17.3 kPa(130 mmHg)以上。眼底出血、渗出或视盘水肿,出现头痛、视力迅速减退。肾脏损害明显,持续的蛋白尿、血尿及管型尿,可伴有肾功能不全。本病进展快,如不给予患者及时治疗,预后差,可死于肾衰竭、脑卒中或心力衰竭。

(2)高血压危重症:包括高血压危象和高血压脑病。

高血压危象:在高血压病程中,由于血管阻力突然上升,血压明显增高,收缩压达34.7 kPa(260 mmHg)、舒张压16 kPa(120 mmHg)以上,患者出现头痛、烦躁、心悸、多汗、恶心、呕吐、面色苍白或潮红、视力模糊等症状。伴靶器官损害病变者可出现心绞痛、肺水肿或高血压脑病。控制血压后病情可迅速好转,但易复发。其发生机制是交感神经兴奋性增加导致儿茶酚胺分泌过多。

高血压脑病:是指在高血压病程中发生急性脑血液循环障碍,引起脑水肿和颅内压增高而产生的临床征象。发生机制可能为血压过高超过了脑血管的自身调节机制,使脑灌注过多,导致液体渗入脑血管周围组织,引起脑水肿。临床表现为严重头痛、呕吐、神志改变,重者意识模糊、抽搐、癫痫样发作甚至昏迷。

4.危险度分层

危险度的分层可根据血压水平、其他心血管危险因素、糖尿病、靶器官损害及并发症情况将高血压患者分为低危、中危、高危和极高危。见表1-4。

表1-4　高血压患者心血管危险分层标准

其他危险因素和病史	血压水平		
	1级高血压	2级高血压	3级高血压
无其他危险因素	低危	中危	高危
1～2个危险因素	中危	中危	极高危
3个以上危险因素或糖尿病,或靶器官损伤	高危	高危	极高危
有并发症	极高危	极高危	极高危

心血管疾病危险因素:男性>55岁,女性>65岁;吸烟;血胆固醇>5.72 mmol/L;早发心血管疾病家族史。靶器官的损害:左心室肥厚、蛋白尿和(或)血肌酐轻度升高、有动脉粥样斑块、视网膜动脉狭窄。并发症:心脑血管疾病、肾脏疾病和视网膜病变。

低度危险组:高血压1级,不伴有上列危险因素,以改善生活方式为主的治疗。

中度危险组:高血压1级伴1～2个危险因素或高血压2级不伴或伴有不超过2个危险因素者。除改善生活方式的治疗外,应给予药物治疗。

高度危险组:高血压1～2级伴至少3个危险因素者,必须应用药物治疗。

极高度危险组:高血压3级或高血压1～2级伴靶器官损害及相关的临床疾病者(包括糖尿病),应尽快给予强化治疗。

(五)实验室及其他检查

1.心电图检查

左心室肥厚、劳损。

2.胸部X线检查

胸片可见主动脉迂曲延长、左心影扩大。

3.超声心动图检查

提示左心室和室间隔肥厚,左心房和左心室腔增大。

4.动态血压监测

与通常的血压测量不同,是由仪器自动定时测量血压,用小型携带式血压记录仪测定 24 小时血压动态变化,对高血压的诊断有较高的价值。

5.其他检查

尿常规、空腹血糖、血脂、血尿素氮和肌酐等检测。

根据偶测几次血压决定是否是高血压,是非常不全面也是不科学的。而 24 小时动态血压能测量人体昼夜不同时间内的血压。需要注意的是,睡眠质量也可以影响昼夜节律,因此某些学者建议:夜间血压应该指患者生活日志上记录有正常睡眠情况下的夜间平均血压值。通过以上资料显示正常血压在夜间 2:00～3:00时处于最低谷,凌晨血压急骤上升,白昼基本上处于相对较高水平,多数人有双峰(8:00～9:00 和 16:00～18:00),18:00 以后血压呈缓慢下降趋势。高血压病患者血压昼夜波动曲线也相类似,但整体水平较高,波动幅度增大。

(六)心理-社会评估

轻症及早期患者因无症状和体征,患者能正常工作,常被本人、家庭忽视;或初发时心情紧张,希望药到病除,常会盲目用药。当重要脏器受累时,患者又易产生焦虑和恐惧,有沉重的心理压力,不利于有效的控制血压和治疗。特别是出现心、脑血管并发症时,患者丧失工作能力,给家庭带来沉重的生活及经济负担,加重了上述不良情绪反应。

三、主要护理诊断及医护合作性问题

(一)疼痛

头痛与血压增高有关。

(二)有受伤的危险

危险与头晕、视力模糊、意识改变或发生直立性低血压有关。

(三)知识缺乏

缺乏疾病预防、保健知识和高血压用药知识。

(四)潜在并发症

高血压急症。

四、护理目标

患者血压控制在合适的范围,头痛减轻;无意外发生;能增加保健知识,坚持合理用药;无并发症的发生。

五、护理措施

(一)坚持治疗,维持正常血压

1.常用降压药物

见表1-5。

表 1-5　常见降压药物名称、剂量、用法

药物分类	药物名称	剂量及用法
利尿剂		
噻嗪类	氢氯噻嗪	12.5 mg,1～2 次/天
	氯噻酮	25～50 mg,1 次/天
袢利尿剂	呋塞米	20～40 mg,1～2 次/天
醛固酮受体拮抗剂	螺内酯	20～40 mg,1～2 次/天
保钾利尿剂	氨苯蝶啶	50 mg,1～2 次/天
	阿米洛利	5～10 mg,1 次/天
	普萘洛尔	10～20 mg,2～3 次/天
	美托洛尔	25～50 mg,2 次/天
β受体阻滞剂	阿替洛尔	50～100 mg,1 次/天
	比索洛尔	5～10 mg,1 次/天
	卡维地洛	12.5～25 mg,1～2 次/天
	硝苯地平	5～10 mg,3 次/天
	硝苯地平控释剂	30～60 mg,1 次/天
钙通道阻滞剂	氨氯地平	5～10 mg,1 次/天
	维拉帕米缓释剂	240 mg,1 次/天
	地尔硫䓬缓释剂	90～180 mg,1 次/天
	卡托普利	12.5～50 mg,2～3 次/天
血管紧张素转换酶抑制剂	伊那普利	10～20 mg,2 次/天
	贝那普利	10～20 mg,1 次/天
	培哚普利	4～8 mg,1 次/天
	缬沙坦	80～160 mg,1 次/天
血管紧张素Ⅱ受体拮抗剂	氯沙坦	50～100 mg,1 次/天
	伊贝沙坦	150～300 mg,1 次/天
	替米沙坦	40～80 mg,1 次/天

2.用药注意事项

一般从小剂量开始用药,遵医嘱调整剂量,不可自行增减或突然撤换药物,多数患者需长期服用维持量;注意降压不可过快、过低,某些降压药物有直立性低血压反应,应指导患者改变体位时动作宜缓慢,警惕服降压药后可能发生的低血压反应,服药后如有晕厥、恶心、乏力时,立即平卧,头低足高位,以促进静脉回流,增加脑部血流量;服药后不要站立太久,因长时间站立会使腿部血管扩张,血液淤积于下肢,脑部血流量减少;避免用过热的水洗澡或蒸气浴,防止周围血管扩张导致晕厥。

(二)高血压危重症的护理

(1)一旦发生高血压急症,应绝对卧床休息,抬高床头,避免一切不良刺激和不必要的活动,协助生活护理。必要时使用镇静剂。

(2)保持呼吸道通畅,吸氧 4～5 L/min。

(3)立即建立静脉通道,遵医嘱尽早准确给药,以达到快速降压和脱水、降颅内压的目的。硝普钠静脉滴注过程中应避光,调整给药速度,严密监测血压,脱水剂滴速宜快等。

(4)定期监测血压,严密观察病情变化。做好心电、血压、呼吸监测,一旦发现血压急剧升高、剧烈头痛、呕吐、大汗、视力模糊、面色及神志改变、肢体运动障碍等症状,立即通知医师。

(5)制止抽搐,发生抽搐时用牙垫置于上、下臼齿间防止唇舌咬伤;患者意识不清时应加床栏,防止坠床;避免屏气或用力排便。

(三)健康指导

1.合理膳食

坚持低盐饮食,减少膳食中脂肪摄入,补充适量蛋白质,多食蔬菜和水果,摄入足量钾、镁、钙。进食应少量多餐,避免暴饮暴食及饮用刺激性饮料,戒烟酒。

2.预防便秘

采用适当的措施如多食粗纤维食物、饮蜂蜜水等,保持大便通畅。由于便秘会使降压药的吸收增加或变得不规则而引起危险的低血压反应。同时排便时用力,使胸、腹压上升,极易引起收缩压升高,甚至造成血管破裂,因此应预防便秘。

3.适当运动

可根据年龄及身体状况选择慢跑、太极拳等不同方式的运动,应避免提重物或自高处取物,因会屏气用力,导致血压升高。鼓励患者参加有兴趣的休闲娱乐活动,不应感受到有压力,如养花、养鸟。

4.指导用药

告诉患者及家属有关降压药的名称、剂量、用法、作用与不良反应和降压药应用注意事项,并提供书面材料。教育患者服药剂量必须遵医嘱执行,不可随意增减药量或突然撤换药物。

5.自测血压

建议患者自备血压计,教会患者或家属定时测量血压并记录,定期门诊复查。

6.减少压力,保持情绪稳定

创造安静、舒适的休养环境,避免过度兴奋,减少影响患者激动的因素。教会患者训练自我控制能力,消除紧张和压力,保持最佳心理状态。

六、护理评价

患者能正确认识疾病,避免加重高血压的诱发因素,懂得自我护理方法,改变不良的生活方式;患者坚持按医嘱服降压药,减少并发症的发生,无高血压急症发生。

第四节 消化性溃疡

消化性溃疡主要指发生在胃和十二指肠的慢性溃疡,即胃溃疡和十二指肠溃疡。溃疡的黏膜缺损超过黏膜肌层,不同于糜烂。我国消化性溃疡患病率在近十多年来开始呈下降趋势。本病中年最为常见,十二指肠溃疡多见于青壮年,而胃溃疡多见于中老年,后者发病高峰比前者约迟 10 年。男性患病比女性较多。临床上十二指肠溃疡比胃溃疡多见,两者之比为(2～3)∶1,但有地区差异,在胃癌高发区胃溃疡所占的比例有所增加。

一、护理评估

(一)病因和发病机制

在正常生理情况下,胃、十二指肠溃疡黏膜经常接触有强侵蚀力的胃酸和在酸性环境下被激活、能水解蛋白质的胃蛋白酶,此外,还经常受摄入的各种有害物质的侵袭,但却能抵御这些侵袭因素的损害,维持黏膜的完整性,这是因为胃、十二指肠黏膜具有一系列防御和修复机制。目前认为,胃、十二指肠溃疡黏膜的这一完善而有效的防御和修复机制,足以抵抗胃酸/胃蛋白酶的侵蚀。一般而言,只有当某些因素损害了这一机制才可能发生胃酸/胃蛋白酶侵蚀黏膜而导致溃疡形成。

(1)幽门螺杆菌为消化性溃疡的重要病因。幽门螺杆菌可造成胃、十二指肠溃疡黏膜的上皮细胞受损和强烈的炎症反应,损害了局部黏膜的防御-修复机制。

(2)非甾体抗炎药是引起消化性溃疡的另一个常见病因。大量研究资料显示,在长期服用非甾体抗炎药患者中 $10\%\sim25\%$ 可发现胃或十二指肠溃疡,有 $1\%\sim4\%$ 患者发生出血、穿孔等溃疡并发症。非甾体抗炎药引起的溃疡以胃溃疡较十二指肠溃疡多见。溃疡形成及其并发症发生的危险性除与服用非甾体抗炎药种类、剂量、疗程有关外,尚与高龄、同时服用抗凝血药、糖皮质激素等因素有关。非甾体抗炎药通过削弱黏膜的防御和修复功能而导致消化性溃疡发病。非甾体抗炎药和幽门螺杆菌是引起消化性溃疡发病的两个独立因素。

(3)消化性溃疡的最终形成是由于胃酸/胃蛋白酶对黏膜自身消化所致。因胃蛋白酶活性是 pH 依赖性的,在 pH>4 时便失去活性,因此在探讨消化性溃疡发病机制时主要考虑胃酸是溃疡形成的直接原因。胃酸的这一损害作用一般只有在正常黏膜防御和修复功能遭受破坏时才能发生。

(4)下列因素与消化性溃疡发病有不同程度的关系。①吸烟:吸烟者消化性溃疡发生率比不吸烟者高,吸烟影响溃疡愈合和促进溃疡复发。②遗传:消化性溃疡的家族史可能是幽门螺杆菌感染的"家庭聚集"现象;O 型血胃上皮细胞表面表达更多黏附受体而有利于幽门螺杆菌定植。遗传因素的作用尚有待进一步研究。③急性应激可引起应激性溃疡,长期精神紧张、过劳,易使溃疡发作或加重,情绪应激可能主要起诱因作用。④胃、十二指肠溃疡运动异常:研究发现部分十二指肠溃疡患者胃排空增快,这可使十二指肠球部酸负荷增大;部分胃溃疡患者有胃排空延迟,这可增加十二指肠液反流入胃,加重胃黏膜屏障损害。胃肠运动障碍不大可能是原发病因,但可加重幽门螺杆菌或非甾体抗炎药对黏膜的损害。

概言之,消化性溃疡是一种多因素疾病,其中幽门螺杆菌感染和服用非甾体抗炎药是已知的主要病因,溃疡发生是黏膜侵袭因素和防御因素失平衡的结果,胃酸在溃疡形成中起关键作用。

(二)病理

十二指肠溃疡多发生在球部,前壁比较常见;胃溃疡多在胃角和胃窦小弯。溃疡一般为单个,也可多个,呈圆形或椭圆形。十二指肠溃疡直径多<10 mm,胃溃疡要比十二指肠溃疡稍大。亦可见到直径>2 cm的巨大溃疡。溃疡边缘光整、底部洁净,由肉芽组织构成,上面覆盖有灰白色或灰黄色纤维渗出物。活动性溃疡周围黏膜常有炎症水肿。溃疡浅者累及黏膜肌层,深者达肌层甚至浆膜层,溃破血管时引起出血,穿破浆膜层时引起穿孔。溃疡愈合时周围黏膜炎症、水肿消退,边缘上皮细胞增生覆盖溃疡面,其下的肉芽组织纤维转化,变为瘢痕,瘢痕收缩使周围黏膜皱襞向其集中。

(三)健康史

(1)中年人最为常见,男性患病较多。临床上十二指肠溃疡比胃溃疡为多见,两者之比为(2~3):1。十二指肠溃疡多见于青壮年,而胃溃疡多见于中老年。

(2)消化性溃疡有"家庭聚集"现象,与遗传有一定的关系。

(3)发病与天气变化、饮食不当或情绪激动等有关。有无经常服用阿司匹林等药物,嗜烟酒,暴饮暴食、喜食酸辣等刺激性食物的习惯;有无慢性胃炎病史。

(四)身体状况

1.主要症状

典型的消化性溃疡有如下临床特点:①慢性过程,病史可达数年至数十年。②周期性发作,发作与自发缓解相交替,发作期可为数周或数月,缓解期亦长短不一,短者数周、长者数年;发作常有季节性,多在秋冬或冬春之交发病,可因精神情绪不良或过劳而诱发。③发作时上腹痛呈节律性,表现为空腹痛即餐后2~4小时或(及)午夜痛,腹痛多为进食或服用抗酸药所缓解,典型节律性表现在十二指肠溃疡多见。腹痛性质多为灼痛,亦可为钝痛、胀痛、剧痛或饥饿样不适感。多位于中上腹,可偏右或偏左。部分患者无上述典型表现的疼痛,而仅表现为无规律性的上腹隐痛或不适。但部分患者可无症状或症状较轻以至不为患者所注意。④可有反酸、嗳气、上腹胀等症状。表1-6为胃溃疡和十二指肠溃疡上腹疼痛特点的比较。

2.护理体检

溃疡活动时上腹部可有局限性轻压痛,缓解期无明显体征。

表 1-6　胃溃疡和十二指肠溃疡上腹疼痛特点的比较

		胃溃疡	十二指肠溃疡
相同点	慢性	病程可长达 6～7 年,有的长达 20 年或更长	
	周期性	发作-缓解周期性交替,以春、秋季发作多见	
	疼痛性质	多呈钝痛、灼痛、胀痛、或饥饿样不适,一般为轻至中度持续性痛,可耐受	
不同点	疼痛部位	中上腹或在剑突下和剑突下偏左	中上腹或在中上偏腹右处
	疼痛时间	常在餐后 1 小时内发生,经 1～2 小时后逐渐缓解,至下次餐前自行消失	常发生在两餐之间,持续至下餐进食后缓解,故又称空腹痛、饥饿痛;部分患者于午夜出现疼痛,称夜间痛
	疼痛规律	进食-疼痛-缓解	疼痛-进食-缓解

3.并发症

(1)出血:50%以上的消化道出血是由于消化性溃疡所致。出血是消化性溃疡最常见的并发症。十二指肠溃疡比胃溃疡容易发生。常因服用非甾体抗炎药而诱发,部分患者(25%以上)消化道出血为首发症状。

(2)穿孔:是消化性溃疡最严重的并发症,见于 2%～10%的病例。消化性溃疡穿孔的后果有 3 种:①溃疡穿透浆膜层达腹腔致弥漫性腹膜炎,引起突发的剧烈腹痛,称游离穿孔;②溃疡穿透并与邻近实质性器官相连,往往表现为腹痛规律发生改变,变得顽固而持久,称为穿透性溃疡;③溃疡穿孔入空腔器官形成瘘管。

(3)幽门梗阻:见于 2%～4%的病例。大多由十二指肠溃疡或幽门管溃疡引起。急性梗阻多因炎症水肿和幽门部痉挛所致,梗阻为暂时性,随炎症好转而缓解;慢性梗阻主要由于溃疡愈合后瘢痕收缩而呈持久性。幽门梗阻使胃排空延迟,患者可感上腹饱胀不适,疼痛于餐后加重,且有反复大量呕吐,呕吐物呈酸腐味的宿食,大量呕吐后疼痛可暂缓解。严重频繁呕吐可致失水和低氯低钾性碱中毒,常继发营养不良。上腹饱胀和逆蠕动的胃型,以及空腹时检查胃内有振水音、抽出胃液量>200 mL,是幽门梗阻的特征性表现。

(4)癌变:少数胃溃疡可发生癌变,癌变率在 1%以下,十二指肠溃疡则极少见。对长期胃溃疡病史,年龄在 45 岁以上,经严格内科治疗 4～6 周症状无好转,大便隐血试验持续阳性者,应怀疑是否癌变,需进一步检查和定期随访。

4.临床特殊类型

(1)复合溃疡:指胃和十二指肠同时发生的溃疡。十二指肠溃疡往往先于胃溃疡出现。幽门梗阻发生率较高。

(2)幽门管溃疡:幽门管位于胃远端,与十二指肠交界,长约 2 cm。幽门管溃疡与十二指肠溃疡相似,胃酸分泌一般较高。幽门管溃疡上腹痛的节律性不明显,对药物治疗反应较差,呕吐较多见,较易发生幽门梗阻、出血和穿孔等并发症。

(3)球后溃疡:十二指肠溃疡大多发生在十二指肠球部,发生在球部远段十二指肠的溃疡称球后溃疡。多发生在十二指肠乳头的近端。具十二指肠溃疡的临床特点,但午夜痛及背部放射痛多见,对药物治疗反应较差,较易并发出血。

(4)巨大溃疡:指直径>2 cm 的溃疡。对药物治疗反应较差、愈合时间较慢,易发生慢性穿透或穿孔。

(5)老年人消化性溃疡:近年老年人发生消化性溃疡的报道增多。临床表现多不典型,胃溃疡多位于胃体上部甚至胃底部,溃疡常较大,易误诊为胃癌。

(6)无症状性溃疡:约 15% 消化性溃疡患者可无症状,而以出血、穿孔等并发症为首发症状。可见于任何年龄,以老年人较多见;非甾体抗炎药引起的溃疡近半数无症状。

(五)实验室及其他检查

1.胃镜检查

胃镜是确诊消化性溃疡首选的检查方法。胃镜检查不仅可对胃、十二指肠溃疡黏膜直接观察、摄像,还可在直视下取活组织做病理学检查及幽门螺杆菌检测。

2.X 线钡餐检查

适用于对胃镜检查有禁忌或不愿接受胃镜检查者。溃疡的 X 线征象有直接和间接两种:龛影是直接征象,对溃疡有确诊价值;局部压痛、十二指肠球部激惹和球部畸形、胃大弯侧痉挛性切迹均为间接征象,仅提示可能有溃疡。

3.幽门螺杆菌检测

幽门螺杆菌检测应列为消化性溃疡诊断的常规检查项目,检测方法分为两种。①侵入性:通过胃镜检查取胃黏膜活组织进行检测,主要包括快速尿素酶试验、组织学检查和幽门螺杆菌培养;②非侵入性:主要有 ^{14}C 或 ^{13}C 尿素呼气试验、粪便幽门螺杆菌抗原检测及血清学检查(定性检测血清抗幽门螺杆菌 IgG 抗体)。^{14}C 或 ^{13}C 尿素呼气试验常作为根除治疗后复查的首选方法。

4.粪便隐血实验

隐血实验阳性提示溃疡有活动,如胃溃疡患者持续阳性,应怀疑有癌变的可能。

(六)心理-社会评估

本病病程长,反复发作,从而影响患者的学习和工作;使患者产生焦虑、抑郁情绪。故应评估了解患者有无焦虑或恐惧及对疾病的认识程度,了解患者家庭经济状况和社会支持情况。

二、主要护理诊断及医护合作性问题

(一)疼痛

腹痛与胃酸刺激溃疡面,引起化学性炎症反应有关。

(二)营养失调

营养低于机体需要量与疼痛致摄入量减少及消化吸收障碍有关。

(三)知识缺乏

缺乏有关消化性溃疡病因及预防的知识。

(四)焦虑

焦虑与疾病反复发作,病程迁延有关。

(五)潜在并发症

上消化道大量出血、胃穿孔、幽门梗阻、癌变。

三、护理目标

患者能够了解并避免发病诱因,能够描述正确的溃疡防治知识,主动参与、积极配合防治;未出现上消化道出血、穿孔、幽门梗阻、溃疡癌变等并发症或出现能被及时发现和处理;焦虑程度减轻或消失。

四、护理措施

(一)一般护理

1.休息和活动

症状较重或有并发症时,应卧床休息。溃疡缓解期,应适当活动,工作宜劳逸结合,以不感到劳累和诱发疼痛为原则。

2.饮食护理

(1)饮食原则:①定时定量,以维持正常消化活动的节律,避免餐间零食和睡前进食,使胃酸分泌有规律。②少食多餐,少食可避免胃窦部过度扩张引起的促胃液素分泌增加,以减少胃酸对病灶的刺激,多餐可使胃中经常保持适量的食物以中和胃酸,利于溃疡面的愈合。③细嚼慢咽,以减少对消化道过强的机械刺激,同时咀嚼还可增加唾液分泌,后者具有稀释和中和胃酸的作用。④食物选择应营养丰富、搭配合理、清淡、易于消化、刺激性小。各种食物应切细、煮软。可选择牛奶、鸡蛋、鱼及面食、稍加碱的软米饭或米粥等偏碱性食物,脂肪摄取也应适量。避免生、冷、硬、粗纤维的蔬菜、水果,忌用生姜、生蒜、生萝卜、油炸食物以及浓咖啡、浓茶和辣椒、酸醋。⑤进餐时避免情绪不安,精神紧张。

(2)营养状况监测:经常评估患者的饮食和营养状况。

(二)病情观察

1.病情监测

注意观察及详细了解患者疼痛的规律和特点,指导患者准备抑酸性食物(苏打饼干等)在疼痛前进食,或服用抑酸剂以防疼痛。也可采用局部热敷或针灸止痛等。监测生命体征及腹部体征的变化,以及时发现并纠正并发症。

2.帮助患者认识和祛除病因及诱因

对服用非甾体抗炎药者,应停药;对嗜烟酒者,应督促患者戒烟戒酒。

(三)并发症的护理

当发生急性穿孔和瘢痕性幽门梗阻时,应立即遵医嘱做好手术前准备。亚急性穿孔和慢性穿孔时,注意观察疼痛的性质。急性幽门梗阻时,做好呕吐物的观察与处理,指导患者禁食水,行胃肠减压,保持口腔清洁,遵医嘱静脉补充液体,并做好解痉药和抗生素的用药护理。上消化道大量出血和溃疡癌变时,分别见本章相关内容。

(四)用药护理

遵医嘱对患者进行药物治疗,常用药物见表1-7,并注意观察药效及不良反应。

表1-7　治疗消化性溃疡常用药物

药物种类	常用药物	常规治疗剂量
碱性抗酸剂	氢氧化铝、铝碳酸镁及其复方制剂	
H$_2$受体拮抗剂	西咪替丁	800 mg,每晚1次或400 mg,每天2次
	雷尼替丁	300 mg,每晚1次或150 mg,每天2次
	法莫替丁	40 mg,每晚1次或20 mg,每天2次

药物种类	常用药物	常规治疗剂量
质子泵抑制剂	奥美拉唑	20 mg,每天 1 次
	兰索拉唑	30 mg,每天 4 次
	泮托拉唑	40 mg,每天 1 次
胃黏膜保护剂	硫糖铝	1 g,每天 4 次
	枸橼酸铋钾	120 mg,每天 4 次
	米索前列醇	200 μg,每天 4 次

1.碱性抗酸药

如氢氧化铝凝胶等,应在饭后 1 小时和睡前服用。服用片剂时应嚼服,乳剂给药前应充分摇匀。抗酸药应避免与奶制品同时服用,因两者相互作用可形成络合物。酸性的食物及饮料不宜与抗酸药同服。氢氧化铝凝胶能阻碍磷的吸收,引起磷缺乏症,表现为食欲缺乏、软弱无力等症状,甚至可导致骨质疏松。长期大量服用还可引起严重便秘、代谢性碱中毒与钠潴留,甚至造成肾损害。如服用镁制剂则易引起腹泻。

2.H_2受体拮抗剂

应在餐中或餐后即刻服用,也可把一天剂量在睡前服用。如需同时服用抗酸药,则两药应间隔 1 小时以上服用。如用于静脉给药时应注意控制速度,速度过快可引起低血压和心律失常。西咪替丁对雄性激素受体有亲和力,可产生男性乳腺发育、阳痿以及性功能紊乱,肾脏是其排泄的主要部位,应用期间应注意患者肾功能。此外,少数患者还可出现一过性肝功能损害和粒细胞缺乏,亦可出现头痛、头晕、疲倦、腹泻及皮疹等反应,如出现上述反应应及时协助医师进行处理。药物可从母乳排出,哺乳期应停止用药。

3.其他药物

奥美拉唑可引起头晕,特别是用药初期,应嘱患者用药期间避免开车或做其他必须注意力高度集中的事。硫糖铝片宜在每次进餐前 1 小时服用。可有便秘、口干、皮疹、眩晕、嗜睡等不良反应。因其含糖量较高,糖尿病患者应慎用。不能与多酶片同服,以免降低两者的效价。

(五)心理护理

及时了解并减轻患者各种焦虑,护理人员应关心患者,鼓励其说出心中的顾虑与疑问,耐心倾听并给予解答。正确评估患者及家属对疾病的认识程度和心理状态。积极进行健康宣教,减轻不良心理反应。

(六)健康指导

(1)向患者及家属讲解有关溃疡病的知识,如病因、诱因、饮食原则。

(2)指导患者保持乐观的情绪、规律的生活,避免过度紧张与劳累。

(3)指导患者戒除烟酒,慎用或勿用致溃疡药物,如阿司匹林、咖啡因、泼尼松等。

(4)指导患者按医嘱正确服药,学会观察药效及不良反应,不随便停药,以减少复发。

(5)让患者了解并发症的症状、体征,能在病情加重时及时就医。

(6)年龄偏大的胃溃疡患者应嘱其定期到门诊复查,防止癌变。

五、护理评价

(1)患者能说出引起疼痛的原因、诱因,戒除烟酒,饮食规律,能选择适宜的食物,未因饮食不当诱发疼痛。

(2)能正确服药,上腹部疼痛减轻并渐消失,无恶心、呕吐、呕血、黑便。

(3)情绪稳定,无焦虑或恐惧,生活态度积极乐观。

第五节　尿　路　感　染

尿路感染是由各种病原微生物感染所引起的尿路急、慢性炎症。尿路感染分为上尿路感染和下尿路感染,上尿路感染指的是肾盂肾炎,下尿路感染包括尿道炎和膀胱炎。肾盂肾炎又分为急性肾盂肾炎和慢性肾盂肾炎。好发于女性。

一、护理评估

(一)病因及发病机制

1.病因

主要为细菌感染所致,致病菌主要以革兰阴性杆菌为主,其中以大肠埃希菌最常见,占 70% 以上;其次依次是变形杆菌、克雷伯菌、产气杆菌、沙雷菌、产碱杆菌、粪肠球菌、铜绿假单胞菌和葡萄球菌;偶见厌氧菌感染。

2.发病机制

(1)上行感染为最常见的途径:由于女性尿道短而宽,且尿道口靠近肛门附近,尿道口常有肠源性革兰阴性菌寄居,在性交等情况下,这些细菌可进入膀胱,故受感染的机会增高。此外,可见少量的血行感染。

(2)机体防御能力:细菌进入机体后能否引起感染与机体的防御功能和细菌本身的致病力有关。机体的防御功能主要包括:①尿液的冲刷作用可清除大部分入侵的细菌;②尿路黏膜及其所分泌 IgA 和 IgG 等可抵御细菌的入侵;③尿液中高浓度的尿素和酸性环境不利于细菌生长;④男性前列腺分泌物可抑制细菌生长。

(3)易感因素:在各种易感因素作用下,尿路抵抗力会被削弱,容易发生尿路感染。最主要的易感因素是尿路的复杂情况所导致的尿路不畅,其尿路感染的发生率较正常者高 1.2 倍,有这种情况的尿路感染称复杂性尿路感染。泌尿系统结构畸形也是易感因素之一。此外,长期卧床的慢性患者和长期服用免疫抑制剂的患者,会因为机体的抵抗力降低而易发生尿路感染。其他常见因素有尿道内或尿道口周围的炎症病变、局部使用杀精化合物避孕、尿路和尿路器械检查、遗传因素等均可增加尿路感染的风险。

(二)健康史

(1)询问患者的起病时间、有无感染等明显诱因。

(2)了解患者有无尿频、尿急、尿痛等尿路症状;有无寒战、高热、头痛等全身症状。

(3)了解患者有无慢性病或长期应用免疫抑制剂。

(4)询问患者曾做过何种检查,了解其治疗经过、效果以及是否遵医嘱治疗,了解患者目前用药情况包括药物的种类、剂量、用法,是否按医嘱服药,有无药物过敏史。

(三)身体状况

1.膀胱炎

约占尿路感染的 60%,患者主要表现为尿频、尿急、尿痛,伴有耻骨弓上不适。一般无全身感染的表现。

2.急性肾盂肾炎

典型表现如下。

(1)全身表现:起病急,常有寒战、高热、全身不适、疲乏无力、食欲减退、恶心呕吐,甚至腹痛、腹胀或腹泻等。如高热持续不退,提示并存尿路梗阻、肾周脓肿或败血症等。

(2)泌尿系统表现:常有尿频、尿急、尿痛等尿路刺激症状,多数伴腰痛或肾区不适。肋脊角有压痛和(或)叩击痛。腹部上、中输尿管点和耻骨上膀胱区有压痛。

(3)尿液变化:可见脓尿或血尿。

临床上轻症患者全身症状可不明显,仅有尿路局部表现和尿液变化,与膀胱炎鉴别困难。

3.无症状细菌尿

无症状细菌尿又称隐匿型尿路感染,即患者有真性细菌尿但无尿路感染症状,其发生率随年龄增长而增加,超过 60 岁的女性发生率可达 10%～12%。此外,孕妇中约 7% 有无症状细菌尿,其中部分以后会发生急性肾盂肾炎。

4.尿路感染并发症

(1)肾乳头坏死:常发生于严重的肾盂肾炎伴有糖尿病或尿路梗阻时,可出现败血症、急性肾衰竭等。临床表现为高热、剧烈腰痛、血尿,可有坏死组织脱落从尿中排出,发生肾绞痛。

(2)肾周围脓肿:常由严重的肾盂肾炎直接扩散而来,患者多有尿路梗阻等易感因素。患者原有的临床表现加重,出现明显的单侧腰痛,向健侧弯腰时疼痛加剧,不宜使用抗感染治疗,必要时做脓肿切开引流。

(四)实验室及其他检查

1.尿常规检查

尿中白细胞计数增多、脓尿;红细胞计数也增加,少数有肉眼血尿;尿蛋白常为阴性或微量。

2.尿细菌学检查

清洁中段尿细菌定量培养菌落计数 $\geqslant 10^5$/mL,如排除假阳性,则为真性菌尿。10^4～10^5/mL 为可疑阳性,需复查;如 <10^4/mL 则可能是污染。

3.影像学检查

腹部平片、静脉肾盂造影检查对于慢性反复发作或经久不愈的肾盂肾炎是比较适合的检查方法,可疑确定有无结石、梗阻、泌尿系统先天性畸形等。尿路感染急性期不宜做静脉肾盂造影检查。

4.其他

急性肾盂肾炎血常规示白细胞计数升高,血沉增快。

(五)心理-社会评估

尿路感染常伴有尿频、尿急、尿痛等尿路症状,且出现寒战、高热、头痛、食欲减退、恶心呕吐、血白细胞计数升高等全身表现,患者由于对该疾病的不了解,容易产生紧张、焦虑、恐惧的情绪。应评估患者的心理状态,及家庭社会支持系统,进行相应的干预。

二、主要护理诊断及医护合作性问题

(一)排尿障碍

排尿障碍与炎症刺激膀胱有关。

(二)体温过高

体温过高与急性肾盂肾炎发作有关。

(三)潜在并发症

肾乳头坏死、肾周围脓肿等。

三、护理目标

患者尿频、尿急、尿痛的症状减轻或消失;体温恢复正常,有效地预防了潜在并发症的发生;患者对尿路感染的原因及治疗有一定的了解,知道如何预防尿路感染的发生。

四、护理措施

(一)排尿障碍

1.保持心情愉快

可听轻音乐,欣赏小说,看电视等,分散患者注意力,缓解紧张、焦虑情绪。急性发作期应取屈曲位卧床休息。

2.饮食

进食清淡富有营养的食物,注意补充维生素。在无禁忌的情况下,多饮水,勤排尿,以减少细菌在尿路的停留。尿路感染者每天摄水量不应低于 2 000 mL。

3.保持皮肤黏膜的清洁

定期清洗会阴部,减少肠道细菌侵入尿路而引起感染的机会。及时更换衣物,注意个人卫生。

4.缓解疼痛

多饮水,可饮用白开水或糖水,增加排尿,冲刷尿路,减少炎症对膀胱的刺激;分散患者的注意力,与其谈话做松弛术等,可以减少排尿的次数;指导患者热敷或按摩膀胱区,缓解肌肉痉挛,减轻疼痛。

5.热护理

进行物理降温,酒精擦浴,或按医嘱给予药物降温。

6.药物护理

按医嘱使用抗生素、抗胆碱能药物或口服碳酸氢钠。注意观察药物的疗效及不良反应。尿路刺激征明显者遵医嘱给予阿托品、普鲁苯辛等抗胆碱能药物。嘱患者按时、按量、按疗程服药,不可随意加大药量或擅自停药。

7.健康指导

向患者讲解膀胱刺激征发生的诱因,如过度劳累、会阴部不清洁等,嘱患者合理安排工作和生活,多饮水,注意个人卫生,保持会阴部的清洁,同时应多参加体育锻炼,增强自身体质,加强营养,增强机体抵抗力。

(二)体温过高

1.休息和睡眠

为患者提供一个安静、舒适的休息环境,加强生活护理。

2.饮食护理

进食清淡并富含营养容易消化的食物,补充维生素,多饮水,每天饮水量要超过 2 000 mL,以增加尿量冲洗尿路,减少炎症对膀胱和尿道的刺激。

3.病情观察

监测患者体温、尿量、尿液状态的变化;注意观察患者的精神状态,全身情况。注意抗生素应用的效果,症状有无反复。若出现持续高温或体温升高,且腰痛加剧,警惕肾周围脓肿、肾乳头坏死等并发症,及时通知医师。

4.高热的护理

高热患者应卧床休息,体温在 38.5 ℃ 以上者,可用物理降温或遵医嘱肌内注射柴胡等降温药。

5.尿菌学检查的护理

做尿细菌定量培养时最好用清晨第 1 次尿(尿液停留膀胱 8 小时以上)的清洁、新鲜中段尿液送检。为保证培养结果的准确性,尿细菌定量培养需注意:①在应用抗生素之前或停药 5 天之后留取尿标本;②留取尿液时要严格无菌操作,先充分清洁外阴、包皮,清洁尿道口,在留取中段尿液,并在 1 小时内做细菌培养,或冷藏保存;③尿标本中勿混入消毒药液,女性患者留尿时注意勿混入白带。

6.用药护理

用药前,先做中段尿培养及药敏试验,以利于合理使用抗生素。最好取清晨隔夜尿,以膀胱穿刺法取尿标本为最理想。注意观察药物毒副作用和变态反应,发现问题及时向医师报告。

7.心理护理

患者往往对此病认识不足,有的不重视,不按医嘱要求治疗;有的过度紧张,精神压力大。护理人员对患者要关怀体贴,根据不同情况向患者做好解释工作,消除其影响治疗的心理因素,使之积极配合治疗。

8.预防并发症

注意休息,合理应用抗生素,避免感染的扩散而导致严重情况。

9.健康指导

(1)按医嘱服用抗生素:许多患者用药1～2天症状即缓解,3～5天症状可基本消失。此时很多患者常自行停药或随意减量,这是造成病情反复的原因之一。

(2)多饮水:尿路感染患者每天饮水量要达1 500 mL以上。

(3)重视心身调节:现代医学模式已从传统的生物医学模式向社会心理医学模式转变,心理治疗逐步为大家所重视。保持心情舒畅,解除紧张情绪,常能使病情减轻,复发减少,直至痊愈。其次,要多参加一些适合的体育活动,如气功、太极拳、快步走、慢跑等,以增强体质,改善机体的防御功能,从而减少细菌侵入机体的机会。

(4)加强饮食调养:给予药物治疗的同时,加强饮食调养。在缓解期宜多吃滋补益肾的食物,如瘦肉、鱼虾、木耳等,以增强体质,提高机体免疫力。在发作期以清淡易消化而富含营养的食物为主,多饮淡茶水或白开水,吃一些益气解毒利尿之品,如绿豆汤、冬瓜汤、梨等;少食菠菜,因菠菜中含有较多草酸,草酸与钙结合可生成难溶的草酸钙,在慢性尿路感染患者容易形成结石。忌酒戒烟,不食辛辣刺激之物,如辣椒、蒜、香料等。

(5)保持阴部清洁:外阴部潮湿、分泌物较多,是细菌最容易生长繁殖的部位。此外细菌也是引起尿路感染最常见的病原体。因此,保持外阴部清洁卫生是预防尿路感染最有效的方法之一。要求做到每天用温开水清洗外阴部,也可用1:10 000的高锰酸钾溶液清洗外阴。男性包皮过长也容易引起尿路感染,必须每天清洗,保持干净。

(6)避免穿过紧的衣裤:内衣内裤要使用棉制品。

五、护理评价

患者尿频、尿急、尿痛的症状减轻或消失;体温恢复正常,有效地预防了潜在并发症的发生;患者对尿路感染的原因及治疗有了一定的了解,知道如何预防尿路感染的发生。

第六节　糖　尿　病

糖尿病是一组由多种原因引起的胰岛素分泌缺陷和(或)作用缺陷而导致以慢性血葡萄糖(即血糖)水平增高为特征的代谢疾病群。本病除碳水化合物外,尚有蛋白质、脂肪代谢紊乱。临床上可出现三多一少表现,即多饮、多食、多尿、体重减轻。重症或应激时可发生酮症酸中毒、高渗性昏迷等急性代谢紊乱。长期糖尿病可出现多系统损害,导致心脏、血管、肾、眼、神经等的慢性进行性病变,引起功能缺陷及衰竭。

糖尿病是常见病、多发病。随着人们生活水平的提高、人口老龄化、生活方式的改变,糖尿病患病率在迅速增加,糖尿病已成为严重威胁人类健康的世界性公共卫生问题。

一、护理评估

(一)糖尿病分型

目前将糖尿病分为四大类型。

1.1 型糖尿病

1 型糖尿病与自身免疫有关,起病缓急不一。多发于青少年,起病较急,症状明显。成人则起病隐匿,但在感染或其他应激情况下病情迅速恶化。患者多较消瘦,有酮症酸中毒倾向。胰岛素分泌不足,需应用胰岛素治疗来控制代谢紊乱和维持生命。

2.2 型糖尿病

2 型糖尿病占本病群体的 95%,是指胰岛素抵抗和(或)伴胰岛素分泌不足。多发于成年人,病程进展缓慢,症状相对较轻,中晚期常出现一种或多种慢性并发症。患者肥胖多见,很少自发性发生酮症酸中毒。多数患者不需依赖胰岛素治疗。

3.其他特殊类型糖尿病

其他特殊类型糖尿病是指目前病因已经明确的继发性糖尿病,包括 B 细胞功能的基因缺陷、胰岛素作用的基因缺陷、胰腺外分泌疾病、内分泌病、药物或化学品所致的糖尿病、感染、不常见的免疫介导糖尿病等。

4.妊娠期糖尿病

妊娠期糖尿病是指在妊娠过程中初次发现的任何程度的糖耐量异常。不论其是需要用胰岛素或单用饮食治疗,也不论其分娩后这一情况是否持续,均可认为是妊娠期糖尿病。

(二)病因及发病机制

糖尿病的病因与发病机制复杂,至今未完全阐明。但总的来说遗传因素和环境因素共同参与其发病过程。

1.1 型糖尿病

(1)第 1 期——遗传学易感性:研究发现 1 型糖尿病与某些特殊的人类组织相容性抗原(HLA)有关。但易感基因只赋予个体对本病的易感性,其发病依赖于多个易感基因的共同参与和环境因素影响。

(2)第 2 期——启动自身免疫反应:病毒感染是最重要的启动胰岛 B 细胞的自身免疫反应的环境因素之一。相关的病毒有柯萨奇 B4 病毒、风疹病毒、腮腺炎病毒、巨细胞病毒等。这些病毒感染带有 1 型易感基因的机体后,通过直接损伤胰岛组织引起糖尿病;或损伤胰岛组织后,诱发自身免疫反应,进一步损伤胰岛组织引起糖尿病。

(3)第 3 期——免疫学异常:目前认为 1 型糖尿病在发病前常经过一段糖尿病前期。此期胰岛分泌功能正常,但机体内部处于自身免疫反应活动期。患者血液中出现一组自身抗体,包括谷氨酸脱羧酶自身抗体、胰岛细胞自身抗体和胰岛素自身抗体等。

(4)第 4 期——进行性胰岛 B 细胞功能丧失:通常先有胰岛素分泌第 1 相降低,以后随着 B 细胞数量减少,胰岛分泌功能下降,血糖逐渐升高,最终发展为临床糖尿病。

(5)第 5 期——临床糖尿病:患者有明显高血糖,出现糖尿病的部分或典型症状。

(6)第 6 期——发病多年后,多数患者胰岛 B 细胞完全破坏,胰岛素水平很低,失去对刺激物的反应,糖尿病的临床表现明显。

2.2 型糖尿病

(1)遗传易感性:2 型糖尿病具有更强的遗传倾向,由多基因变异引起。其发病也与环境因素有关,包括人口老龄化、都市化程度、营养因素、中心型肥胖(又称内脏型肥胖)、体力活动不足、子宫内环境以及应激、化学毒物等。

(2)胰岛素抵抗和 B 细胞功能缺陷:胰岛素抵抗是指机体对一定量的胰岛素的生物学反应低于预计正常水平的一种现象。胰岛素抵抗和胰岛素分泌缺陷是 2 型糖尿病发病的两个要素。胰岛素抵抗时,机体对胰岛素与胰岛素受体的结合能力及受体后效应均减弱,脂肪组织对葡萄糖的摄取、利用或储存能力降低,肝葡萄糖生成增加,使胰岛 B 细胞代偿分泌更多胰岛素以维持正常的糖代谢,但随病情进展,血糖不能恢复正常的基础水平,最终导致高血糖。另一方面,2 型糖尿病患者的胰岛素分泌反应缺陷,出现第一时相分泌缺失或减弱,第二时相胰岛素分泌高峰延迟且较长时间维持在较高浓度。患者在早期可出现餐后低血糖,随着病情进展,血糖可逐渐升高,最终发展为空腹高血糖。而持续的高血糖又促进高胰岛素血症的发展,使胰岛素受体数目下降和(或)亲和力降低,从而加重胰岛素抵抗。

(3)糖耐量减低和空腹血糖调节受损:糖耐量减低和空腹血糖调节受损代表正常葡萄糖稳态和糖尿病高血糖之间的中间代谢状态,两者的出现均表示机体对葡萄糖的调节受损。目前认为糖耐量减低和空腹血糖调节受损均为糖尿病的危险因素。

(4)临床糖尿病:患者此期可无明显糖尿病的症状,但血糖升高,并达到糖尿病的诊断标准。

(三)病理生理

糖尿病时,葡萄糖在肝、肌肉和脂肪组织的利用减少以及肝糖输出增多是发生高血糖的主要原因。脂肪代谢方面,由于胰岛素不足,脂肪组织摄取葡萄糖及从血浆移除甘油三酯减少,脂肪合成减少。脂蛋白活性降低,血游离脂肪酸和甘油三酯浓度升高。近来研究表明脂代谢障碍有可能是糖尿病及其并发症的原发性病理生理变化。此外,在胰岛素极度缺乏时,脂肪组织大量动员分解,产生大量酮体,若超过机体对酮体的氧化利用能力时,大量酮体堆积形成酮症或发展为酮症酸中毒。其他方面还有蛋白质合成降低,分解代谢加速,导致负氮平衡。

(四)健康史

询问患者有无糖尿病家族史,患病起始时间、主要症状及其特点,有无出现并发症,如肢体有无发凉、麻木或疼痛感觉,有无皮肤破损等。了解患者的生活方式、饮食习惯、体力活动情况,每天液体摄入量、排泄量,体重,有无反复病毒感染史,妊娠次数。患病后检查治疗经过,目前用药情况和病情控制情况。

(五)身体状况

1.代谢紊乱症状群

血糖升高后因渗透性利尿引起多尿,继而因口渴而出现多饮水,外周组织对葡萄糖利用障碍,脂肪、蛋白质的分解代谢增加,患者出现"三多一少"症状,即多尿、多饮、多食和体重下降。1型糖尿病常起病快,病情重,症状明显;2型糖尿病患者多数起病缓慢,病情相对较轻。此外,由于尿糖刺激局部皮肤,患者可出现皮肤瘙痒、女性外阴瘙痒等。其他症状可有四肢酸痛、麻木,腰痛,性欲减退,阳痿不育,月经失调,便秘等。也有一部分患者并无明显症状,仅因体检时偶然发现高血糖。

2.急性并发症

(1)糖尿病酮症酸中毒:糖尿病代谢紊乱加重时,脂肪动员和分解加速,大量脂肪酸在肝经 β 氧化产生大量乙酰乙酸、β-羟丁酸和丙酮,三者统称为酮体。血清酮体积聚超过正常水平时出现酮血症和酮尿,临床上统称为酮症。乙酰乙酸和 β-羟丁酸均为较强的有机酸,大量消耗体内储备碱,若代谢紊乱进一步加剧,血酮继续升高,超过机体的处理能力时,便发生代谢性酸中毒。

诱因:1 型糖尿病患者有自发糖尿病酮症酸中毒倾向,2 型糖尿病患者在一定诱因作用下也可发生糖尿病酮症酸中毒。常见的诱因有感染、胰岛素剂量不足或治疗中断、饮食不当、创伤、手术、妊娠和分娩、麻醉等,有时亦可无明显诱因。

临床表现:多数患者在发生意识障碍前数天出现糖尿病症状加重,疲乏无力、极度口渴、多饮多尿。当酸中毒出现时则表现为食欲减退、恶心、呕吐,常伴头痛、嗜睡、烦躁、呼吸深快,呼气中有烂苹果味(丙酮)。病情进一步发展出现严重失水,尿量减少,皮肤干燥、弹性差,眼球下陷,脉细速,血压下降。晚期各种反射迟钝,甚至消失,出现昏迷。少数患者表现为腹痛等急腹症的表现,易误诊。部分糖尿病患者以糖尿病酮症酸中毒为首发表现。

(2)高渗性非酮症糖尿病昏迷(简称高渗性昏迷)是糖尿病急性代谢紊乱的另一临床类型。多见于老年人,好发年龄为 50～70 岁,约 2/3 患者于发病前糖尿病病史不明显。常见诱因有感染,胰腺炎,急性胃肠炎,严重肾疾病,脑血管意外,血液或腹膜透析,静脉内高营养,不合理限制水分,以及某些药物如糖皮质激素、免疫抑制剂、噻嗪类利尿药物的应用等。起病时先有多尿、多饮,但多食不明显,或反而食欲减退。失水随病程进展逐渐加重,出现嗜睡、幻觉、定向障碍、偏盲、偏瘫等,最后陷入昏迷。

(3)感染:糖尿病患者常发生疖、痈等皮肤化脓性感染,可反复发生,有时可引起败血症或脓毒血症。足癣、体癣等皮肤真菌感染也较常见,女性患者常合并真菌性阴道炎。肺结核发病率高,进展快,易形成空洞。肾盂肾炎和膀胱炎为最常见的尿路感染,尤其多见于女性,常反复发作而转为慢性。肾乳头坏死少见,但病死率高。

3.慢性并发症

糖尿病的慢性并发症可累及全身各重要器官。其并发症可单独出现,也可以不同组合同时或先后出现,多数患者死于心、脑血管动脉粥样硬化。

(1)大血管病变:糖尿病患者易伴发动脉粥样硬化,与糖尿病有糖代谢和脂质代谢异常有关。大、中动脉粥样硬化主要累及主动脉、冠状动脉、大脑动脉、肾动脉和肢体外周动脉等,引起冠心病、缺血性或出血性脑血管病、肾动脉硬化、肢体动脉硬化等。肢体外周动脉粥样硬化常以下肢动脉病变为主,主要表现为下肢疼痛、感觉异常和间歇性跛行,严重供血不足可致肢体坏疽。

(2)微血管病变:微血管是指微小动脉和微小静脉之间管腔直径在 $100~\mu m$ 以下的毛细血管及微血管网。微循环障碍、微血管瘤形成和微血管基底膜增厚是糖尿病微血管病变的典型改变。糖尿病微血管病变主要包括以下几种。①糖尿病肾病:毛细血管间肾小球硬化症是主要的糖尿病微血管病变之一,是 1 型糖尿病患者的主要死亡原因。病理改变有结节性肾小球硬化型病变、弥漫性肾小球硬化型病变、渗出性病变。临床表现为蛋白尿、水肿、高血压、肾功能逐渐减退以至衰竭。②糖尿病性视网膜病变:糖尿病病程超过 10 年,多数患者合并不同程度的视网膜病变,是失明的主要原因之一。③其他:如心脏微血管病变和心肌代谢紊乱可引起糖尿病心肌病,可诱发心力衰竭、心律失常、心源性休克和猝死。

(3)神经病变:是由微血管病变及山梨醇旁路代谢增强致山梨醇增多所致。其病变部位以周围神经最常见,通常为对称性,下肢较上肢严重。临床表现为先出现肢端感觉异常,分布如袜子或手套状,随后有肢体疼痛,后期累及运动神经,出现肌张力减弱,肌力减弱以至肌萎缩和瘫痪;自主神经损害也较常见,并可较早出现,影响胃肠、心血管、泌尿系统和性器官功能。临床表现有瞳孔改变,排汗异常,胃排空延迟、腹泻、便秘等胃肠功能失调,直立性低血压、持续心动过速等心血管自主神经功能失常,以及尿潴留、尿失禁、阳痿等。

（4）眼的其他病变：除视网膜病变外，还可引起黄斑病、白内障、青光眼、屈光改变、虹膜睫状体病变等。

（5）糖尿病足：糖尿病足指与下肢远端神经异常和不同程度的周围血管病变相关的足部（踝关节或以下的部分）感染、溃疡和（或）深部组织破坏，是截肢、致残的主要原因。由于神经营养不良和外伤的共同作用，受累关节有广泛骨质破坏和畸形。

（六）实验室及其他检查

1.尿

尿糖阳性为诊断糖尿病的重要线索，但尿糖阴性不能排除糖尿病的可能。当肾糖阈升高时，虽血糖升高但尿糖呈假阴性。反之，当肾糖阈降低（如妊娠），虽然血糖正常，尿糖可呈阳性。糖尿病酮症酸中毒时尿糖、尿酮体强阳性，当肾功能严重损害而阈值增高时，尿糖、尿酮体阳性程度与血糖、血酮体数值不相称。糖尿病酮症酸中毒时可有蛋白尿和管型尿。糖尿病高渗性昏迷时尿糖呈强阳性。

2.血糖测定

有静脉血和毛细血管血测定两种。静脉血浆葡萄糖升高是目前诊断糖尿病的主要依据。血糖测定又是判断糖尿病病情和控制情况的主要指标。静脉血浆葡萄糖测定正常范围为 3.9～6.0 mmol/L（70～108 mg/dL）。糖尿病酮症酸中毒血糖多为 16.7～33.3 mmol/L（300～600 mg/dL），有时可达 55.5 mmol/L（1 000 mg/dL）以上。糖尿病高渗性昏迷时，血糖常升高至 33.3 mmol/L（600 mg/dL）以上。

3.口服葡萄糖耐量试验

口服葡萄糖耐量试验适用于血糖高于正常范围而未达到诊断标准者。世界卫生组织（World Health Organization，WHO）推荐成人口服 75 g 无水葡萄糖。在清晨进行，禁食至少 10 小时。试验前 3 天每天进食碳水化合物量不可少于 200 g，试验日晨空腹取血后将葡萄糖溶于 250～300 mL 水中，于 5 分钟内服下，服后 30、60、120 和 180 分钟取静脉血测血糖。

4.糖化血红蛋白 A_1 和糖化血浆白蛋白测定

糖化血红蛋白 A_1 测定可反映取血前 8～12 周血糖的总水平，以补充空腹血糖只反映瞬时血糖值之不足，成为糖尿病控制情况的监测指标之一，正常人糖化血红蛋白 A_1 为 8%～10%；人血浆白蛋白也可与葡萄糖发生非酶催化的糖基化反应而形成果糖胺，其形成的量与血糖浓度有关。果糖胺测定可反映糖尿病患者近2~3周内血糖总的水平,为糖尿病患者近期病情监测的指标。但一般认为,糖化血红蛋白A_1和果糖胺测定不能作为诊断糖尿病的依据。

5.血浆胰岛素和C肽测定

有助于了解胰岛B细胞功能(包括储备功能)。C肽清除率慢且不受外源性胰岛素影响,能较准确反映胰岛B细胞功能。

6.其他

病情未控制的糖尿病患者,可有高甘油三酯血症和(或)高胆固醇血症,高密度脂蛋白胆固醇常降低。糖尿病酮症酸中毒时血酮体升高,二氧化碳结合力降低,二氧化碳分压降低,血pH<7.35,碱剩余负值加大,阴离子间隙增大;血钾正常或偏低,尿量减少后血钾可偏高,治疗后可出现低血钾;血钠、血氯降低,血尿素氮和肌酐常偏高;血清淀粉酶可升高,白细胞数升高。糖尿病高渗性昏迷时,无或有轻的酮症,血钠可达155 mmol/L,血浆渗透压显著升高,达350 mmol/L以上,血尿素氮及肌酐升高。

7.糖尿病诊断标准

糖尿病的诊断标准为:①糖尿病症状+任意时间血浆葡萄糖水平≥11.1 mmol/L(200 mg/dL)。②空腹血浆葡萄糖水平≥7.0 mmol/L(126 mg/dL)。③口服葡萄糖耐量试验中2小时血浆葡萄糖≥11.1 mmol/L(200 mg/dL)。以上三条中符合任何一条,且在另一天再测一次,予以证实,诊断即可成立。注意糖尿病症状是指多尿、烦渴多饮和难于解释的体重减轻;空腹是指至少8小时没有任何热量的摄入。

(七)心理-社会评估

糖尿病为终身性疾病,漫长的病程及其急性和慢性并发症易使患者产生焦虑、抑郁等心理反应,对治疗缺乏信心、不能有效地应对。护士应详细评估患者对本病的认识程度,有无焦虑、抑郁等心理反应,对治疗合作情况;患者亲属对患者疾病的反应、支持程度和相关的疾病知识了解程度等。

二、主要护理诊断及医护合作性问题

(一)营养失调

营养低于机体需要量或高于机体需要量与胰岛素分泌或作用缺陷引起糖、蛋白质、脂肪代谢紊乱有关。

(二)有感染的危险

危险与高血糖、营养不良等有关。

(三)知识缺乏

缺乏糖尿病的预防和自我护理知识。

(四)潜在并发症

酮症酸中毒、高渗性昏迷等。

三、护理目标

患者能接受糖尿病饮食,说出糖尿病饮食的基本要求,自觉参与制订并执行饮食计划,体重、血糖恢复到正常范围;能采取适当措施预防和控制各种感染,皮肤黏膜无破溃、出血及感染;患者对疾病有足够的认识和了解,能正确对待当前的健康状态,已掌握药物的使用方法;不发生严重并发症。

四、护理措施

糖尿病治疗强调早期、长期、综合治疗及治疗方法个体化的原则。糖尿病现代治疗着重从 5 个方面,即饮食控制、运动疗法、血糖监测、药物治疗和糖尿病教育。其中适当的运动锻炼和饮食治疗为基础,根据病情选用药物治疗。护士注意配合医师进行相应的护理。

(一)饮食护理

饮食控制是一项重要的基础治疗措施,应严格和长期执行。饮食控制对 1 型糖尿病患者有利于控制高血糖和防止低血糖的发生;对 2 型糖尿病患者有利于减轻体重,改善高血糖、脂代谢紊乱和高血压,以及减少降糖药物的用量。应向患者介绍饮食治疗的目的、意义及具体措施,使患者积极配合,以取得最佳效果。

1.制订总热量

根据患者性别、年龄和身高查表,或用简易公式算出理想体重:[理想体重(kg)=身高(cm)-105],然后根据理想体重和工作性质,计算每天所需总热量。成年人休息状态下每天每公斤理想体重给予热量 105～125.5 kJ(25～30 kcal),轻体力劳动 125.5～146 kJ(30～35 kcal),中度体力劳动 146～167 kJ(35～40 kcal),重体力劳动 167 kJ(40 kcal)以上。儿童、孕妇、哺乳期妇女、营养不良和消瘦、伴有消耗性疾病者应酌情增加,肥胖者酌减,使体重逐渐恢复至理想体重的±5%。

2.碳水化合物、蛋白质和脂肪的分配

碳水化合物占饮食总热量的 50%～60%,提倡用粗制米、面和一定量杂粮。

蛋白质含量应占总热量的 15％～20％,成人蛋白质摄入量为每天每公斤理想体重 0.8～1.2 g,儿童、孕妇、乳母、营养不良或伴有消耗性疾病者宜增至 1.5～2.0 g。脂肪约占总热量 30％。

3.每餐热量合理分配

可按每天三餐分配为 1/5、2/5、2/5 或 1/3、1/3、1/3;也可按 4 餐分为 1/7、2/7、2/7、2/7。治疗过程中,根据患者生活习惯、病情和配合药物治疗的需要进行适当调整。

4.食用膳食纤维

每天饮食中食用膳食纤维的含量以不少于 40 g 为宜,因膳食纤维可延缓食物吸收,降低餐后血糖高峰。提倡食用绿叶蔬菜、粗谷物、豆类、含糖成分低的水果等。

5.饮食治疗中注意事项

饮食治疗中的注意事项:①按时进食,对于使用降糖药物的患者尤应注意。②控制饮食的关键在于控制总热量。在保持总热量不变的原则下,增加一种食物时应同时减去另一种食物,以保证饮食平衡。当患者因饮食控制而出现易饥的感觉时,可增加碳水化合物含量小于 5％的蔬菜,如油菜、小白菜、芹菜、菠菜、大白菜、卷心菜、韭菜、冬瓜、西红柿、黄瓜、茄子等。③严格限制各种甜食,包括各种食糖、糖果、甜点心、饼干及各种含糖饮料等。体重过重者,要忌吃油炸、油煎食物。炒菜宜用植物油,忌食动物油。少食动物内脏、虾子、蟹黄、鱼子等含胆固醇高的食物。限制饮酒,食盐<10 g/d。④患者进行体育锻炼时不宜空腹,应补充少量食物,防止发生低血糖。⑤每周测量体重一次,衣服重量要相同,且用同一磅秤。如果体重改变>2 kg,应报告医师。

(二)运动疗法的护理

应有规律地适当运动,根据年龄、性别、体力、病情及有无并发症等不同条件循序渐进和长期坚持。适当运动有利于减轻体重、提高胰岛素敏感性,改善血糖和脂代谢紊乱。

1.运动时间

1 型糖尿病患者,体育锻炼宜在餐后进行,运动量不宜过大,持续时间不宜过长,并于餐前在腹壁皮下注射胰岛素,避免运动时增加胰岛素的吸收速度而发生运动后低血糖;2 型糖尿病患者(尤其是肥胖患者)适当运动能加快脂肪分解,有利于减轻体重;糖尿病并发急性感染,活动性肺结核,严重急、慢性并发症时,不宜运动而应增加卧床休息时间。活动时间每次 15～30 分钟,每天 1～3 次,每周运动不少于 3 次,可根据患者具体情况逐渐延长。

2.运动方式

最好做有氧运动,如散步、慢跑、骑自行车、打太极拳、球类活动、做广播体操等,其中步行活动安全,容易坚持,可作为首选的锻炼方式。可结合患者的爱好选择。

3.注意事项

运动的注意事项:①运动前评估患者的病情,根据其具体情况决定运动方式、时间及运动量。②指导患者尽量避免在酷暑或严冬寒风凛冽等恶劣天气时运动;随身携带糖果,当出现饥饿感、心慌、出冷汗、头晕及四肢无力或颤抖等低血糖反应时及时食用;身体状况不良时应暂停运动。③指导患者逐渐增加运动量及活动时间,以不感到疲劳为度,因过度疲劳可使血糖升高而导致病情恶化。④未注射胰岛素或口服降糖药物的 2 型糖尿病患者,在运动前不需补充食物;如使用胰岛素且剂量不变而运动量比平时增加时,患者在运动前须适量进食,以防发生低血糖。⑤运动时心脏负担增加、血压升高,有诱发心绞痛、心肌梗死和心律失常的危险,增加玻璃体和视网膜出血的可能性。因此,如果在运动中出现胸闷、胸痛、视力模糊等应立即停止运动并及时处理。⑥运动时随身携带糖尿病卡,卡上写有本人的姓名、年龄、家庭住址、电话号码及病情以备急用;运动后应做好运动日记,以便观察疗效和不良反应。

(三)病情观察

1.观察患者糖尿病是否控制在理想状态

定期监测血糖、糖化血红蛋白、眼底、体重、血压、血脂等,以正确判断病情。临床上常用血糖值判断 2 型糖尿病是否控制在理想状态(表 1-8)。

表 1-8　糖尿病血糖控制目标

		理想	尚可	差
血浆葡萄糖(mmol/L)	空腹	4.4～6.1	≤7.0	>7.0
	非空腹	4.4～8.0	≤10.0	>10.0

2.急性并发症观察

患者在原有糖尿病的基础上出现显著乏力、极度口渴、尿量增多伴食欲缺乏、呕吐等,应警惕酮症酸中毒的发生;如原来糖尿病较轻,因失水或摄糖过多等因素使患者出现嗜睡、幻觉、定向障碍、偏盲、偏瘫甚至昏迷时,应考虑为高渗性昏迷;观察体温及有关症状,注意有无感染。

3.低血糖观察

当患者出现出汗、颤抖、心慌、软弱无力、面色苍白、饥饿、头晕等表现,提示发生低血糖,应立即采取治疗措施。也有个别患者低血糖症状以烦躁不安、躁狂为主要表现,应监测血糖后给予对症处理。

4.糖尿病足观察

每天检查双足一次,观察足部皮肤颜色、温度改变、感觉变化,注意检查趾甲、趾间、足底部皮肤有无红肿、鸡眼、甲沟炎、甲癣、水疱、溃疡、坏死等,及时发现糖尿病足并做好相应处理。

(四)用药护理

1.口服降糖药

应了解各类降糖药物的作用、剂量、用法,注意药物的不良反应及注意事项,指导患者正确服用,及时纠正不良反应。

(1)促进胰岛素分泌剂:只适用于无急性并发症的2型糖尿病,包括磺胺类和非磺胺类两类。①磺胺类:此类药物通过作用于胰岛B细胞表面的受体促进胰岛素释放,同时能提高机体对胰岛素的敏感性;常用药物有甲苯磺丁脲、氯磺丙脲、格列本脲、格列吡嗪、格列齐特、格列喹酮、格列美脲等。甲苯磺丁脲常于三餐饭前服用,而第二代药物常于早餐前半小时1次口服,或早、晚餐前2次服用;磺胺类主要不良反应是低血糖反应,其他不良反应有恶心、呕吐、消化不良、皮肤瘙痒、肝功能损害、血液系统损害等。②非磺胺类:作用机制与磺胺类相似,但降糖作用快而短,主要用于控制餐后高血糖。

(2)双胍类:是肥胖或超重的2型糖尿病患者第一线药物。此类药物可增加外周组织(如肌肉、脂肪)对葡萄糖的摄取和利用、抑制糖原异生及糖原分解、加速无氧糖酵解、降低糖尿病时的高肝糖生成率、改善胰岛素敏感性减轻胰岛素抵抗。常用药物有二甲双胍。主要不良反应为胃肠道反应,如口干、口苦、金属味、恶心、呕吐、厌食、腹泻等,采用餐中或餐后服药可减轻不良反应;严重的不良反应是乳酸性酸中毒,应予注意;对正常血糖无降糖作用,单独用药不引起低血糖。

(3)α葡萄糖苷酶抑制剂:适用于餐后血糖明显升高的2型糖尿病患者。此类药物通过抑制小肠黏膜刷状缘的葡萄糖苷酶活性而延缓葡萄糖、果糖的吸收,降低餐后高血糖。常用药物有阿卡波糖、优格列波糖。应在进食第一口食物后服用,常见不良反应为腹胀、排气增多或腹泻,本药在肠道吸收甚微,故一般无全身不良反应。

(4)胰岛素增敏剂:为噻唑烷二酮类,又称格列酮类。主要用于胰岛素抵抗明显的 2 型糖尿病患者。主要作用是增强靶组织对胰岛素的敏感性,减轻胰岛素抵抗。此类药物有罗格列酮、吡格列酮等。主要不良反应为水肿,有心力衰竭或肝病者不用或慎用。

2.胰岛素

(1)制剂类型:按作用快慢和维持作用时间,胰岛素制剂可分为速(短)效、中效和长(慢)效 3 类。几种制剂的特点见表 1-9。

表 1-9　胰岛素制剂类型及作用时间

作用类别	制剂类型	皮下注射作用时间(小时)		
		开始	高峰	持续
速(短)效	普通胰岛素	0.5	2～4	6～8
中效	低精蛋白锌胰岛素 慢胰岛素锌混悬液	1～3	6～12	18～26
长效	精蛋白锌胰岛素 特慢胰岛素锌混悬液	3～8	14～24	28～36

另外有些患者需要使用混合胰岛素,临床上可有各种比例的预混制剂,如诺和灵 30R、诺和灵 50R 等。

(2)给药方法:普通胰岛素于饭前半小时皮下注射,中效或长效胰岛素常在早餐前 1 小时皮下注射。紧急情况下,仅普通胰岛素可静脉给药。

(3)药物抽取:注射胰岛素必须使用 1 mL 或与胰岛素浓度含量相匹配的专用注射器。注意药物剂量须准确,我国常用的胰岛素制剂有每毫升含 40 U 或 100 U 两种规格。抽吸时可轻轻摇匀药物,避免剧烈晃动。长、短效胰岛素混合使用时,应先抽吸短效胰岛素,再抽吸长效胰岛素,然后混匀,切不可逆行操作,以免将长效胰岛素混入短效内,影响其速效性。胰岛素笔可以使用速效、中效或预混胰岛素,使用方便且便于携带。

(4)注射部位:胰岛素采用皮下注射法,宜选择皮肤疏松部位,腹壁注射吸收最快,其次分别为上臂三角肌、大腿和臀部,注射部位应交替使用以免形成局部硬结和脂肪萎缩,影响药物吸收及疗效。

(5)不良反应的观察及处理:胰岛素不良反应包括以下几种。①低血糖反应:是最主要的不良反应,与胰岛素剂量过大、食物摄入不足、过量运动等因素有关。②胰岛素变态反应:表现为注射部位瘙痒、荨麻疹样皮疹,全身性荨麻疹少见,严重变态反应罕见。③注射部位皮下脂肪萎缩或增生,停止该部位注射后可缓慢自然恢复。对发生低血糖反应的患者,及时检测血糖,根据病情进食糖果、含糖饮料或静脉注射50%葡萄糖液20～30 mL;对变态反应者,遵医嘱更换胰岛素制剂种类,使用抗组胺药、糖皮质激素及脱敏疗法等,严重过敏者需停止或暂时中断胰岛素治疗。

(6)药物保存:胰岛素需置于冰箱内冷藏(5～15 ℃)保存,避免受热、光照、冻结及剧烈晃动。如超过有效期或药液出现颗粒时不能使用。

(五)酮症酸中毒、高渗性昏迷的护理

糖尿病酮症酸中毒与高渗性非酮症糖尿病昏迷治疗上大致相近。患者均有严重失水,应积极补液。输液是抢救糖尿病酮症酸中毒首要的、极其关键的措施。输液的同时给予小剂量胰岛素持续静脉滴注治疗,纠正电解质及酸碱平衡,积极消除诱因和治疗各种并发症。

1.一般护理

患者绝对卧床休息,注意保暖,吸氧,寻找和祛除可能存在的诱因。

2.迅速建立静脉通路

立即建立两条静脉通路,先以生理盐水开通静脉,用于快速补液的通路应用较大的针头选择较粗直的血管,另一通路为滴注胰岛素备用。准确执行医嘱,确保液体和胰岛素的输入。

3.病情监测

严密观察患者的生命体征、神志、呼吸气味、皮肤弹性、四肢温度及24小时液体出入量等变化。监测并记录血糖、尿糖、血酮、尿酮、动脉血气分析和电解质变化,注意有无水、电解质及酸碱平衡紊乱。

(六)感染预防和护理

糖尿病患者抵抗力差,易并发各种感染,且一旦发生感染不易控制,可使病情加重。应指导患者注意个人卫生,保持全身和局部清洁,尤其要加强口腔、皮肤和会阴部的清洁,勤洗澡,勤更换内衣。洗澡时注意水温,不可过热。内衣要以棉质为好,要宽松、透气性好。注射胰岛素时皮肤应严格消毒,以防感染。当发生皮肤感染时,伤口应做细菌培养及药敏试验,以选用敏感的抗生素,局部不可任意用药,尤其是刺激性药物。

(七)足部护理

1.足部观察与检查

指导患者每天检查双足一次,了解有无伤口、起疱、红肿、触痛等。如局部出

现红、肿、热、痛等感染表现时,应立即治疗。每天要对自己所穿的鞋进行检查,如有无异物等情况。

2.保持足部清洁

勤换鞋袜,每天用温水清洁足部,保持趾间清洁、干燥。趾甲不能过长,修剪趾甲时注意剪平,但不要修剪过短以免伤及甲沟。

3.避免足部受伤

患者应选择轻巧柔软、前头宽大的鞋子;袜子以弹性好、透气及散热性好的棉毛质地为佳。指导患者不要赤脚走路,以防刺伤;外出时不可穿拖鞋,以免踢伤。冬天使用电热毯或烤灯时谨防烫伤。对鸡眼、足癣等及时治疗。

4.促进足部循环

每天活动双脚,以促进血液循环,避免长时间坐、站或盘腿。经常按摩足部,按摩方向由足端往上,避免直接按摩静脉曲张处。冬天注意足部的保暖,避免长期暴露于寒冷或潮湿环境,使用热水袋应避免烫伤皮肤而引起感染。积极戒烟。

(八)心理护理

评估患者对疾病的心理反应,注意有无焦虑、悲观、消极甚至恐惧等心理变化。关心和理解患者,及时将糖尿病的基本知识和预后告知患者和家属,使他们了解糖尿病虽不能根治,但可通过饮食控制、终身治疗、规律生活和适当体育锻炼而避免并发症的发生,可以和正常人一样生活和长寿。与患者家属共同制订饮食、运动计划。鼓励患者参加各种糖尿病病友团体活动,增加战胜疾病的信心。

(九)健康指导

糖尿病健康教育是重要的基本措施之一,是其他治疗成败的关键。良好的健康教育可充分调动患者的主观能动性,积极配合治疗,有利于控制疾病、防止各种并发症的发生和发展。

1.糖尿病知识指导

使患者及家属了解糖尿病的病因、分型、临床表现、诊断及治疗方法。可采取多种教学方法,如举办集体讲座,播放录像,发放糖尿病教育的小册子,个别辅导等,对患者进行全面有效的指导,使患者和家属认识糖尿病是一种需终身治疗的疾病,积极配合治疗及护理。

2.饮食指导

患者应掌握饮食治疗的具体要求和措施,如控制热量、合理配餐、定时进食、食物选择等。为患者准备一份常用食物营养素含量和替换表,使之学会自我饮食调节,长期坚持。

3.运动指导

让患者了解体育锻炼在治疗中的重要意义,掌握体育锻炼的具体方法及注意事项。运动时应随身携带甜食和病情卡片以应备急需,运动中如感到头晕、无力、心悸等应立即停止运动。

4.用药指导

指导患者掌握口服降糖药的使用方法和不良反应的观察;掌握胰岛素的注射方法、不良反应的观察和低血糖反应的处理。

5.疾病监测

教会患者尿糖测定方法和结果判断。有便携式血糖测定仪者应教会其血糖仪的使用方法。同时让患者了解尿糖和血糖测定的结果意义。

6.预防并发症

规律生活,戒烟酒,养成良好的卫生习惯。保持全身皮肤,尤其是口腔、足部和外阴的清洁,如有破损或感染应立即就医。告知患者避免引起酮症酸中毒及高渗性昏迷等急性并发症的诱因。

7.定期复查

指导患者出院后定期复查与糖尿病控制的有关各项生化指标,一般每3周复查果糖胺,每2~3个月复查糖化血红蛋白。每年定期对眼底、心血管和肾功能进行检查,以尽早防治慢性并发症。

五、护理评价

患者糖尿病症状得到控制,血糖水平正常,体重恢复或接近正常;能说出糖尿病饮食的基本要求,自觉参与制订并执行饮食计划,无营养失调表现;无皮肤黏膜的破溃、出血及感染;能说出疾病的相关知识,正确进行自测尿糖和自我注射胰岛素的操作,能说出降糖药物不良反应发生的表现及处理、皮肤和足部护理的要点;无严重并发症的发生,或使并发症减轻。

第七节 类风湿关节炎

类风湿关节炎(rheumatoid arthritis,RA)是一种以慢性、对称性、周围性多关节炎性病变为主要特征的多系统性炎症性的自身免疫性疾病,主要侵及关节,是对关节功能破坏性最强的疾病之一。临床表现为受累关节疼痛、肿胀、功能下降。当炎症破坏软骨和骨质时,出现关节畸形和功能障碍。病变呈持续、反复发作过程,60%～70%的患者在活动期血清中出现类风湿因子(rheumatoid factor,RF)。RA 分布于世界各地。我国的患病率为 0.32%～0.36%。在成人任何年龄均可发病,以 35～50 岁为发病高峰。女性高于男性约 3 倍。是造成我国人群丧失劳动力和致残的主要病因之一。

一、护理评估

(一)病因及发病机制

1.病因

病因尚不清楚,可能与以下因素有关。

(1)感染因子:目前尚未证实有导致本病的直接感染因子,临床及实验研究资料表明一些细菌、病毒、支原体等的感染与 RA 关系密切。

(2)遗传因素:流行病学调查显示 RA 在患者家族及同卵双胞胎中的发病率约为 15%,说明本病有一定的遗传倾向。RA 是一个多基因的疾病,用分子生物检测技术发现其遗传易感性基础主要表现于 *HLA-DR4*。

2.发病机制

目前一般认为 RA 是一种自身免疫性疾病,其发生及病程迁延是病原体和遗传基因相互作用的结果。进入人体后的抗原首先被巨噬细胞或巨噬细胞样细胞所吞噬,与其细胞膜的 *HLA-DR* 分子结合成复合物,活化辅助性 T 细胞,并通过其分泌的各种因子和介质,不仅使 B 淋巴细胞激活分化为浆细胞,分泌大量免疫球蛋白,其中有 RF 和其他抗体,同时使关节出现炎症反应和破坏。免疫球蛋白和 RF 形成的免疫复合物,经补体激活后可诱发炎症。

RA 滑膜组织中有大量 $CD4^+$ T 细胞浸润,在 RA 的发病中起重要作用。滑膜的巨噬细胞也因抗原而活化,其产生的细胞因子如肿瘤坏死因子-α、白介素-1、白介素-6、白介素-8 等促使滑膜处于慢性炎症状态。肿瘤坏死因子-α进一步破坏关节软骨和骨,结果造成关节畸形。白介素-1 是引起 RA 全身性症状如低热、乏力、急性期蛋白合成增多的主要细胞因子,是造成 C 反应蛋白和血沉升高的主要因素。

(二)健康史

询问患者有无引起本病的诱因,如感染、寒冷、潮湿、疲劳、营养不良、精神刺激等;发病前有无发热、全身不适;关节疼痛的特点、部位,有无晨僵现象等;经过哪些治疗与护理,疗效如何;亲属中有无患有本病者等。

(三)身体状况

多数患者起病缓慢,在出现明显的关节症状前可有低热、乏力、全身不适、食欲缺乏等症状。少数则起病较急剧,在数天内出现多个关节的症状。

1.关节表现

(1)晨僵:95%以上的患者出现。病变的关节在夜间或日间静止不动后出现较长时间(至少1小时)的僵硬,如胶粘着样的感觉。晨僵持续时间与关节炎症的程度成正比,是观察本病活动的指标之一,只是主观性很强。其他病因的关节炎也可出现晨僵,但不如本病明显而持久。

(2)痛与压痛:关节痛往往是最早的症状,最常出现的部位为腕、掌指关节、近端指间关节,其次为足趾、踝、膝、肘、肩等关节。多呈对称性、持续性疼痛,但时轻时重,并伴有压痛。受累关节的皮肤出现褐色色素沉着。

(3)关节肿:凡受累的关节均可发生肿胀,多因关节腔内积液或关节周围软组织炎症引起,亦多呈对称性。关节炎性肿大而附近肌肉萎缩,关节呈梭形,如梭状指。

(4)关节畸形:多见于较晚期患者。由于滑膜炎的绒毛破坏了软骨和软骨下的骨质结构造成关节纤维性或骨性强直,加之关节周围的肌腱、韧带损害使关节不能保持在正常位置,出现手指关节半脱位如手指的尺侧偏斜、天鹅颈畸形等。关节周围肌肉的萎缩、痉挛使畸形更为严重。

(5)关节功能障碍:关节肿痛和结构破坏都会引起关节的活动障碍。美国风湿病学会将因本病而影响了生活的程度分为4级。Ⅰ级:能照常进行日常生活和各项工作。Ⅱ级:可进行一般的日常生活和某种职业工作,但参与其他项目活动受限。Ⅲ级:可进行一般的日常生活,但参与某种职业工作或参与其他项目活动受限。Ⅳ级:日常生活的自理和参与工作的能力均受限。

(6)特殊关节受累:主要表现为颈椎的可动小关节及周围腱鞘受累出现颈痛、活动受限;肩关节局部疼痛和活动受限;髋关节肿胀,出现臀部及下腰部疼痛;颞颌关节受累,早期表现为讲话咀嚼时疼痛加重,严重者张口受限。

2.关节外表现

(1)类风湿结节:是本病较特异的皮肤表现,20%~30%的患者出现。浅表结节多位于尺骨鹰嘴附近、枕、跟腱等关节隆突部及受压部位的皮下。结节呈对称分布,质硬,无压痛,大小不一,直径由数毫米至数厘米,其出现提示病情活动。

深部结节可出现在肺部、心脏、肠道及硬脑(脊)膜,肺部结节可发生液化,咳出后形成空洞。结节溃破后可并发感染,否则一般不引起不适症状。

(2)类风湿血管炎:是关节外损害的基础,主要累及病变组织的动脉,可出现在患者的任何脏器,如皮肤、肌肉、肺、心、肾、神经、眼等。表现为甲床或指端小血管炎,少数发生局部缺血性坏死。

(3)其他。①肺:侵犯肺部可出现胸膜炎、肺间质性病变和结节样改变。②心:心脏受累最常见的是心包炎,冠状动脉炎可引起心肌梗死。③神经系统:受损可出现脊髓受压、周围神经炎的表现。④血液系统:部分患者出现小细胞低色素性贫血,贫血由于病变本身所致或因服用非甾体抗炎药而造成胃肠道长期少量出血所致。弗尔他综合征是指 RA 患者伴有脾大、中性粒细胞减少,有的甚至有贫血和血小板减少。⑤干燥综合征:可出现于 $30\%\sim40\%$ 患者。口干、眼干的症状多不明显,必须通过各项检验方证实有干燥性角结膜炎和口干燥症。⑥肾:本病的血管炎很少累及肾,长期 RA 可并发肾淀粉样变性。另外,抗风湿药物也可引起肾损害。⑦胃肠道:患者可有上腹不适、恶心等症状,若出现与服用抗风湿药物有关,很少由 RA 本身引起胃肠道症状。

(四)实验室及其他检查

1.血液检查

(1)血常规:有轻至中度贫血。活动期血小板增多,白细胞及分类多正常。

(2)血沉及 C 反应蛋白:病情活动期可有血沉增快,C 反应蛋白增高。

(3)RF:是一种自身抗体,可分为 IgM 型、IgG 型及 IgA 型 RF,在常规临床中测得的是 IgM 型 RF,见于 70% 以上的 RA 患者血清,其数量与本病的活动性和严重性成正比。但 RF 可出现在除本病外的多种疾病中,甚至 5% 的正常人中也可出现低滴度的 RF,因此其对 RA 的诊断不具特异性。

(4)免疫复合物和补体:在急性期和活动期,患者血清补体均有升高,只有在少数患有血管炎的患者中出现低补体血症。

2.关节滑液检查

正常人的关节腔内的滑液不超过 3.5 mL。在关节有炎症时关节腔内滑液增多,滑液中白细胞明显增多,可达到 $(2\sim75)\times10^9/L$,中性粒细胞占优势。

3.关节 X 线检查

本项检查对 RA 的诊断、关节病变的分期、监测病变的演变均很重要,临床以手指和腕关节的 X 线摄片应用最多。X 线片中可见关节周围软组织的肿胀阴影,关节端的骨质疏松(Ⅰ期);关节间隙因软骨的破坏变得狭窄(Ⅱ期);关节面出现虫蚀样破坏性改变(Ⅲ期);晚期可出现关节半脱位和关节破坏后的纤维性和骨性强直(Ⅳ期)。

(五)心理-社会评估

由于本病会出现病情反复发作,顽固的关节疼痛,并有轻重不等的关节畸形和功能障碍,大多数患者常常会出现焦虑、抑郁、悲哀、孤独、愤怒、恐惧等心理反应,特别是出现关节畸形和功能障碍后,患者生活逐渐不能自理,会产生绝望、对生活丧失信心等心理表现。护士还应评估社会支持系统,了解患者的经济水平、家庭和社会支持情况,特别是对于生活不能自理者如没有足够的社会支持系统,会增加患者的心理和生活负担。

二、主要护理诊断及医护合作性问题

(一)有失用综合征的危险

危险与关节疼痛、畸形引起功能障碍有关。

(二)预感性悲哀

预感性悲哀与疾病久治不愈、关节可能致残、影响生活质量有关。

(三)疼痛

疼痛与关节炎症反应有关。

(四)生活自理缺陷

生活自理缺陷与关节功能障碍、疼痛、疲乏有关。

(五)躯体活动障碍

躯体活动障碍与关节疼痛、僵硬、功能障碍有关。

三、护理目标

患者疼痛能够缓解或消失;关节僵硬程度缓解,活动受限能够减轻,生活能够自理;关节没有发生废用综合征;能够保持情绪乐观,积极配合治疗。

四、护理措施

(一)一般护理

1.休息、体位及冷热疗法

充足地休息、适当的体位、合理使用冷、热疗法等对疼痛的治疗至关重要。

规律地安排患者休息有利于减轻患者疲乏和疼痛。休息时间的长短可根据疾病的严重程度及患者的个体差异等进行调整。急性活动期应注意休息,保护关节功能,保持关节功能位。为了预防僵硬和不能移动,一般不必要绝对卧床休息。

冷热疗法可减轻僵硬、疼痛和肌肉痉挛,在进行冷、热敷时应避免直接与皮肤接触而造成皮肤损伤。冷疗主要适用于急性炎症期。治疗时应注意避免冻伤。为减轻疾病晚期发生的晨僵和疼痛,护理人员应鼓励患者早晨起床后行温水浴,或用热水浸泡僵硬的关节,然后活动关节。

2.饮食护理

虽尚未发现针对 RA 的特殊饮食,但平衡膳食在 RA 的治疗中却有重要的作用。给予高蛋白质和维生素的饮食,有贫血者增加含铁的食物。饮食宜清淡、易消化,忌辛辣、刺激性食物。RA 患者可补充:欧米伽脂肪酸(鲑鱼、金枪鱼中含量丰富),鱼油胶囊(患者接受抗凝血疗法时禁用)及抗氧化维生素 A、C、E 等。

(二)病情观察

注意观察关节症状的变化,如疼痛、肿胀、晨僵发作、畸形及功能障碍的程度和发作的时间。同时注意关节外症状,如胸闷、心前区疼痛、腹痛、消化道出血、发热、头痛、咳嗽、呼吸困难等,提示病情严重,应及时给予处理。

(三)症状护理

1.自理缺陷的护理

评估患者的自理能力,以了解患者哪些日常活动能够独立完成,哪些需要他人协助完成。根据患者活动受限的程度,给患者以必要的协助,做好患者的生活护理。确保能够满足患者生活需要,并评估其是否需要辅助性器械等,如对穿衣有困难者是否需要可相应加长手臂、或其他适宜的医疗机械辅助器。如病情允许,鼓励患者用大肌群及大关节,以替代小关节的功能。职业治疗对帮助建立和恢复自理能力非常重要。护理人员可请职业治疗师协助患者进行自理能力的训练。肯定患者进行生活自理的能力。让患者在活动期间进行适当休息。评估患者完成活动时的疼痛状况,并给予适当处理。

2.晨僵护理

鼓励患者晨起后行温水浴,或用热水浸泡僵硬的关节,而后活动关节;或起床前先活动关节再下床活动。夜间睡眠时戴弹力手套保暖,可减轻晨僵程度。

3.干燥综合征护理

(1)口腔护理:①评估口腔黏膜形态,观察有无口腔感染、龋齿及牙片块脱落发生。②保持口腔清洁,每天用 3% 碳酸氢钠溶液口腔护理 2 次,饭前、饭后漱口;发生口腔感染者,可局部使用抗生素,并选用有效的漱口水;有龋齿者,与口腔医师联系,进行有效治疗。③忌烟酒及避免使用引起口干的药物,如阿托品。

(2)眼部护理:注意眼部卫生,勿用手揉眼;每天用温热软毛巾湿敷眼部 1 次/小时;室内光线宜暗淡,避免阳光直接照射眼部;勿长时间看书和电视,以防眼睛疲劳。

(3)皮肤护理:观察皮肤有无出汗、皮疹。皮肤干燥时可涂抹润肤油,嘱患者勿用手搔抓皮肤,以免抓伤引起感染。有皮肤溃疡者,局部给予对症消炎处理。

(四)用药护理

1.非甾体抗炎药

具有镇痛消肿作用,但不能控制病情,需与改变病情抗风湿药同服。常用药物有布洛芬、吲哚美辛、萘普生等。久服可出现胃肠道不良反应,并可引起胃黏膜损伤,应在饭后服用,同时服用胃黏膜保护剂、H_2 受体拮抗剂等;神经系统不良反应有头痛、头晕、精神错乱等;久用此类药物尚可出现肝、肾毒性,抗凝作用以及皮疹等。

2.改变病情抗风湿药

起效时间长,可作用于病程中的不同免疫成分,并有控制病情进展的可能,同时又有抗感染作用,多采用与非甾体抗炎药联合应用的方案。常用的药物有甲氨蝶呤、环磷酰胺、环孢素、雷公藤、金制剂、青霉胺等。这类药物常见的不良反应有:胃肠道反应、脱发、肝损害、肾毒性、骨髓抑制、出血性膀胱炎、性腺的毒性等,用药期间严密观察有无不良反应,鼓励患者多饮水,饭后服用可减少胃肠道反应;有脱发者,鼓励患者戴假发以增强自尊。

3.糖皮质激素

抗感染作用强,能快速缓解症状,但不能根本控制疾病,停药后症状易复发。长期用药可造成停药困难的依赖性,易出现不良反应,所以仅限于活动期有关节外症状者或关节炎明显或急性发作者。服药期间应给予低盐、高蛋白、含钾和钙丰富的食物,补充钙剂和维生素 D;定期测量血压、血糖、尿糖变化;做好皮肤和口腔护理;注意患者情绪的变化;不能自行停药或减量过快。

(五)外科手术的护理

外科手术包括关节置换和滑膜切除手术。配合医师给予相应护理。

(六)心理护理

本病突出改变为关节致残性炎症,病程漫长,重者将失去生活自理能力,给患者及家属带来巨大的心理压力。因此,护理人员在与患者的接触中要关怀体贴,采取心理疏导、安慰、鼓励等方法做好心理护理。帮助患者改变依赖性模式,充分调动患者的潜力,训练独立生活的能力,体现生存的价值。

(七)健康指导

1.疾病知识宣教

帮助患者及家属了解疾病的性质、病程和治疗方案。教会患者及家属进行病情观察。避免感染、寒冷、潮湿、过度劳累等各种诱因,注意保暖。

2.饮食指导

饮食方面宜给予营养丰富的饮食,有贫血者增加含铁的食物。饮食宜清淡、易消化,忌辛辣、刺激性食物。

3.生活指导

让患者认识休息和治疗性锻炼的重要性,养成良好的生活方式和习惯,每天有计划地进行锻炼,增强机体的抗病能力,保护关节功能,防止废用。在急性活动期,除关节疼痛外,常伴有发热、乏力等全身症状,应卧床休息,以减少体力消耗,保护关节功能,避免脏器受损。限制受累关节活动,保持关节功能位,如在膝下放一平枕,使膝关节保持伸直位,足下放置足板,避免垂足。在症状基本控制后,鼓励患者及早下床活动,必要时提供辅助工具,避免长时间不活动。肢体锻炼由被动向主动渐进,活动强度应以患者能承受为限。可作肢体屈伸、手部抓握、提举、散步等活动,也可配合理疗、按摩等,以增加局部血液循环,松弛肌肉,活络关节,防止关节废用。

4.防止关节废用

教会患者及家属进行晨僵护理及预防关节废用。鼓励患者早晨起床后行温水浴,或用热水浸泡僵硬的关节,而后活动关节。夜间睡眠时戴弹力手套保暖,可减轻晨僵程度。指导和鼓励患者及早下床活动,必要时提供辅助工具,避免长时间不活动。可作肢体屈伸、手部抓握、提举、散步等活动,也可配合理疗、按摩等。肢体锻炼由被动运动过渡到主动运动,活动强度以患者能承受为限。

五、护理评价

患者关节疼痛能够减轻或消失;关节僵硬程度缓解,活动受限能够减轻,生活能够基本自理;关节没有发生废用综合征;能够积极配合治疗,保持乐观情绪。

第二章 外科护理

第一节 脑 卒 中

各种原因引起的脑血管疾病急性发作,造成脑的供血动脉狭窄或闭塞以及非外伤性的脑实质性出血,引起相应的临床症状和体征,称为脑卒中。包括缺血性脑卒中和出血性脑卒中。前者的发病率高于后者。部分脑卒中患者需要外科治疗。

一、缺血性脑卒中

脑的供应动脉狭窄或闭塞可引起缺血性脑卒中,严重者可引起死亡,占脑卒中总数的 60%～70%。颈内动脉和椎动脉都可出现狭窄和闭塞。年龄多在 40 岁以上,男性多于女性。

(一)病因、病理

颈内动脉或椎动脉狭窄和闭塞的主要原因是动脉粥样硬化。结缔组织病或动脉炎引起的动脉内膜增生和肥厚,颈动脉外伤、肿瘤压迫颈动脉等均可导致颈内动脉或椎动脉的狭窄和闭塞。椎动脉缺血可因颈椎病骨质增生或颅底陷入压迫椎动脉而引起。

(二)临床表现

1.短暂性脑缺血发作

短暂性脑缺血发作好发于 50～70 岁的老年人,男性多于女性,颈内动脉缺血表现为:对侧单肢无力或轻偏瘫,有时可伴有面部瘫痪、感觉障碍、失语,对侧同向性偏盲。椎动脉缺血主要表现为眩晕、耳鸣、平衡失调、跌倒、遗忘、吞咽困

63

难、吐词不清等症状,可反复发作,持续时间短,有时自行缓解。

2.可逆性缺血性神经功能障碍

可逆性缺血性神经功能障碍与短暂性脑缺血发作症状基本相同,但神经功能障碍持续时间超过 24 小时,有时可达数天或数十天,最后逐渐恢复。

3.完全性卒中

短暂性脑缺血发作和可逆性缺血性神经功能障碍的症状不断恶化,常伴有意识障碍,神经功能障碍持续时间长,并且不能恢复。

(三)诊断要点

根据临床表现,脑血管造影、头部计算机断层扫描(computed tomography,CT)、磁共振成像(magnetic resonance imaging,MRI)、颈动脉 B 超、经颅多普勒超声探测及脑血流量测定等有助于诊断。

(四)治疗原则

一般先进行内科治疗,如卧床休息、扩张血管、抗凝、血液稀释疗法及扩容治疗等;脑动脉完全闭塞者,应在 24 小时内及时考虑手术治疗,可行颈动脉内膜切除术,切除颈总动脉分叉部的硬化斑块,既解除了颈动脉的狭窄又消除了栓子的来源,从而预防脑卒中的发生。也可选用介入治疗,通过在颈动脉狭窄处放置支架,达到治疗的目的。

(五)护理要点

(1)抗凝治疗期间应监测凝血酶原时间,注意有无皮肤出血点、血尿、黑便等。出血倾向明显时,应立即停药,并准备鱼精蛋白及维生素 K_1,配血。

(2)术后观察患者颈动脉搏动情况及意识、呼吸、血压、脉搏的变化。

(3)如患者选用介入治疗,做好术后局部穿刺部位的护理。

二、出血性脑卒中

出血性脑卒中多发于 50 岁以上高血压动脉硬化的患者,男多于女,是高血压病死亡的主要原因,常因剧烈活动或情绪激动而引发。

(一)病因、病理

出血是粟粒状微动脉瘤破裂所致,多见于基底节壳部,可向内扩展至内囊部。随着出血量的增加形成血肿,破坏脑组织,其周围脑组织水肿压迫邻近组织甚至发生脑疝。脑干内出血,出血破入脑室,则病情严重。

(二)临床表现

出血性脑卒中分为 3 级:Ⅰ级,轻型,意识尚清醒或浅昏迷,轻瘫;Ⅱ级,中型,完全昏迷,完全性瘫痪,瞳孔大小不等;Ⅲ级,重型,深昏迷,完全性瘫痪及去大脑强直,双侧瞳孔散大,生命体征不稳定。

(三)诊断要点

意识障碍、失语、瘫痪,既往有高血压病史,CT、MRI 检查颅内有出血或梗死灶。

(四)治疗原则

手术主要是清除血肿,解除脑疝,可降低病死率和病残率。对于出血破入脑室者及内侧型脑内血肿,手术效果不佳,可先保守治疗;虽有血肿,但患者神志清楚,病情无进行性恶化者,不宜手术。

(五)护理要点

(1)指导患者绝对卧床休息,避免咳嗽和用力大便。

(2)经止血、脱水、降颅内压等治疗,患者病情仍然继续加重时,应考虑手术治疗。

(3)告知患者避免导致再出血的诱发因素,如高血压患者要控制不良情绪,保持心态平稳,要特别注意气候变化,规律服药,将血压控制在适当水平。

第二节　颅内压增高和脑疝

颅内压增高是由于颅腔内容物体积增加,导致颅内压持续在 2.0 kPa(200 mmH_2O)以上,从而引起相应的综合征,称为颅内压增高。颅内压增高典型的临床表现为头痛、呕吐及视盘水肿三大病症,有的还伴有意识、瞳孔、生命体征及肢体活动的改变。成年人正常颅内压为 0.7~2.0 kPa(70~200 mmH_2O)。

脑疝是指当颅内某分腔有占位病变时,该分腔的压力大于邻近分腔的压力,脑组织由高压力区向低压力区移位,导致脑组织、血管及脑神经等重要结构受压和移位,有时被挤入硬脑膜的间隙或孔道中,从而出现一系列严重的临床症状和体征。

颅内压增高是神经外科临床上最常见的重要问题,尤其是颅内占位性病变的患者,往往会出现颅内压增高的症状和体征。颅内压增高会引发脑疝危象,可使患者因呼吸循环衰竭而死亡,因此对颅内压增高及时的观察、治疗和护理十分重要。

一、解剖概要

人的颅腔是由颅骨形成的半封闭的体腔,在该腔内主要有脑组织、脑脊液与血液3种成分。颅腔的容积基本上保持恒定,颅腔内容物总的体积亦基本上保持稳定。若脑组织、脑脊液、血液三者中,有一种的体积增大或增加,另两种内容物的量则相应减少,使颅内压在一定限度内保持正常平衡状态。

与脑疝有关的解剖概要:颅腔被小脑幕分成幕上腔及幕下腔,幕下腔容纳脑桥、延髓及小脑。幕上腔又被大脑镰分隔成左右两分腔,容纳左右大脑半球,两侧大脑半球活动度较大。中脑在小脑幕切迹裂孔中通过,其外侧面与颞叶的钩回、海马回相连。颅腔与脊髓腔相连处的出口称为枕骨大孔。

二、病因、病理

引起颅内压增高的疾病很多,但发生颅内压增高的主要因素:①脑脊液增多,如脉络丛乳头状瘤。②脑血流量增多,如颅内动静脉畸形。③脑组织体积增大,如颅脑损伤、颅脑手术后的脑水肿。④颅内占位性病变,如颅内肿瘤。颅内压增高的结果使脑血液循环发生障碍,静脉回流受阻,造成脑缺血缺氧、脑水肿、脑受压,严重时发生脑疝,脑组织移位,被挤进小脑幕裂孔、硬脑膜裂隙或枕骨大孔中,压迫脑干,抑制循环和呼吸中枢,二者的最终结果是脑干功能衰竭,甚至死亡。颅内压增高的病理生理变化见图2-1。

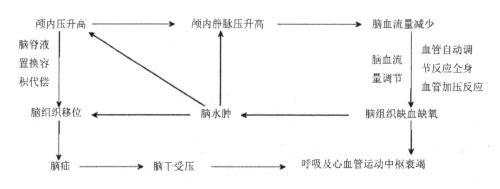

图2-1　颅内压增高的病理生理变化

三、临床表现

（一）头痛

这是颅内压增高最常见的症状之一，以早晨或晚间较重，部位多在额部及颞部。头痛程度随颅内压的增高而进行性加重。当用力、咳嗽、弯腰或低头活动时使头痛加重。头痛主要是由于颅内压增高使脑膜血管和神经受刺激与牵扯所致，其疼痛性质以胀痛和撕裂痛为多见。

（二）恶心、呕吐

当头痛剧烈时，可伴有恶心、呕吐。呕吐多为喷射性，易发生于饭后。呕吐后头痛随之缓解。呕吐是因为迷走神经中枢及神经受刺激所致。

（三）视盘水肿及视力下降

这是颅内压增高的重要客观体征之一。由于颅内压增高视神经受压，眼底静脉回流受阻而引起视盘水肿，严重时发生眼底出血，持续颅内压增高可导致视神经继发性萎缩、视盘淡白、边缘不清、视物模糊，甚至失明。

头痛、恶心呕吐及视盘水肿是颅内压增高的典型表现，称之为颅内压增高的"三主症"。

（四）意识障碍和瞳孔变化

颅内压增高造成大脑皮层及脑干网状结构广泛受压和损害时可出现意识障碍。初期表现为嗜睡、反应迟钝，严重病例可出现昏迷，伴有瞳孔散大、对光反应消失。

（五）脑疝形成

颅内压增高明显时，常引起呼吸、脉搏、血压的改变，"两慢一高"，即呼吸、脉搏减慢，血压升高，尤其是收缩压增高、脉压变大。脑疝发生后，脑干严重受压而发生继发性脑干损伤，并使该部位其他血管、神经受损，是一种严重的危象。常见的脑疝有小脑幕切迹疝和枕骨大孔疝。

1.小脑幕切迹疝

因一侧幕上压力增高，使位于该侧小脑幕切迹缘的颞叶的海马回、钩回疝入小脑幕裂孔下方，又称颞叶钩回疝。临床表现：①颅内压增高症状。②瞳孔变化：初期患侧瞳孔变小，对光反射迟钝，随着病情进展，患侧瞳孔逐渐散大，直接和间接对光反射均消失。如果脑疝进行性恶化，可致双侧瞳孔散大，对光反射消失，此时患者处于濒临死亡状态。③运动障碍：脑疝进展时可致双侧肢体自主活动消失,严重时可出现去大脑强直状,这是脑干严重受损的信号。④意识改变:患者可出现嗜睡、浅昏迷至昏迷。⑤生命体征紊乱:脉搏、血压、呼吸、体温等生命体征异常。

2.枕骨大孔疝

枕骨大孔疝是小脑扁桃体及延髓经枕骨大孔被挤向椎管中,又称小脑扁桃体疝。临床表现:由于脑脊液循环通路被堵塞,颅内压增高,患者头痛剧烈,呕吐频繁,颈项强直或强迫头位。生命体征紊乱出现较早,意识障碍、瞳孔改变出现较晚。因脑干缺氧,瞳孔可忽大忽小。由于位于延髓的呼吸中枢受损严重,患者早期可突发呼吸骤停而死亡。

四、诊断要点

(一)临床表现

当出现头痛、恶心呕吐及视盘水肿"三主症"时,颅内压增高的诊断大致可以确定。脑疝是由于急剧的颅内压增高引起的,根据生命体征的变化"两慢一高",有助于诊断脑疝。

(二)辅助检查

CT是诊断颅内占位性病变的首选辅助措施。它不仅能对大多数占位性病变做出定位诊断,而且还有助于定性诊断。在CT不能确诊的情况下,可进一步行MRI检查,以利于确诊。另外脑血管造影、头颅X线摄片、腰椎穿刺等必要时也可作为辅助检查。

五、治疗原则

(一)一般处理

密切观察患者意识、瞳孔、血压、呼吸、脉搏及体温的变化,做好病情观察及对症处理。

(二)降低颅内压治疗

对于尚未查明或已查明原因但仍需要非手术治疗的颅内压增高的患者,采用高渗性脱水治疗或利尿剂,如20%甘露醇、呋塞米等,有效控制脑水肿,减低颅内压。

(三)激素治疗

应用地塞米松等,能改善毛细血管通透性,防治脑水肿,降低颅内压。

(四)氧疗

氧气吸入 3 L/min,以增加脑组织血氧供应,改善脑血液循环。

(五)冬眠低温疗法

以减少脑细胞代谢及脑耗氧量,增加脑对缺氧的耐受力,减轻脑水肿反应。

(六)辅助过度换气

目的是使体内二氧化碳排出,动脉血二氧化碳分压降低,脑血流量减少,从而使颅内压下降。

(七)抗生素治疗

控制或预防颅内感染。可根据致病菌药敏试验选用适当的抗生素。术中和术后预防性应用广谱抗生素。

(八)其他

在做出脑疝诊断的同时,应按颅内压增高的处理原则快速静脉输注高渗降颅内压药物,以缓解病情,争取时间。一旦确诊后,应尽快手术去除病因,如清除颅内血肿或切除脑肿瘤等。如难以确诊或虽确诊而病因无法去除时,可选用姑息性手术,如侧脑室体外引流术、脑脊液分流术及减压术,以降低颅内高压和抢救脑疝。

六、护理评估

(一)术前评估

1.健康史

了解有无脑外伤或其他占位性病变,初步判断颅内压增高的原因;有无合并其他系统疾病,如呼吸道梗阻、心脑血管疾病等导致颅内压急剧升高的因素。

2.症状和体征

(1)局部:患者头痛的性质、程度、持续时间及变化。

(2)全身:患者有无意识障碍、视力障碍等;有无喷射性呕吐,如有则预示颅内压急剧升高。

3.辅助检查

CT 或 MRI 检查以证实是否有颅内出血或占位性病变;监测电解质、肾功能、血气分析等,了解有无水、电解质、酸碱平衡紊乱。

(二)术后评估

(1)患者生命体征、意识及瞳孔的动态改变。

(2)患者颅内压动态监测及控制效果。

(3)患者的自理能力。

七、护理诊断/问题

(一)头痛

头痛与颅内压增高有关。

(二)高热

高热与体温调节中枢紊乱有关。

(三)清理呼吸道无效

清理呼吸道无效与意识障碍有关。

(四)潜在并发症

脑疝。

八、护理目标

(1)患者头痛症状缓解。

(2)患者体温维持在 37 ℃左右。

(3)患者呼吸道通畅,缺氧症状改善。

(4)患者无脑疝发生。

九、护理要点

(一)一般护理

1.体位

抬高床头 15°～30°。有利于颅内静脉回流,减轻脑水肿。

2.给氧

吸入氧气 3 L/min,改善脑缺氧,降低脑血流量。

3.密切监测生命体征

每 15～30 分钟测量并记录体温、脉搏、呼吸、血压和瞳孔的变化。

4.观察

观察头痛的程度,有无伴随呕吐。

5.补液与饮食

严格控制入量,输液量控制在 1 500～2 000 mL/d,给予高热量、营养丰富、易消化的饮食。

(二)脱水治疗的护理

应用高渗性脱水剂,使脑组织间的水分通过渗透作用进入血液循环再由肾脏排出,可达到降低颅内压的目的。常用 20% 甘露醇 250 mL,15～30 分钟滴完,每天 2～4 次;呋塞米 20～40 mg,静脉或肌内注射,每天 2～4 次。观察脱水效果及尿量,每小时尿量不能超过 200 mL 或少于 50 mL,注意电解质平衡及体内酸碱平衡。脱水期间留置尿管,准确记录 24 小时出入量。

(三)激素治疗的护理

肾上腺皮质激素通过稳定血-脑屏障,预防和缓解脑水肿,改善患者症状。常用地塞米松 5～10 mg 静脉注射,或者氢化可的松 100 mg,每天 1～2 次。用药期间严密观察有无消化道应激性溃疡、感染情况发生。

(四)冬眠低温疗法护理

对严重脑挫裂伤、脑干损伤者可行冬眠低温疗法。

1.目的

目的是应用药物和物理方法降低患者体温,有利于降低脑的新陈代谢率,减少脑组织的耗氧量,增加脑对缺血缺氧的耐受力,防止脑水肿的发生与发展,对降低颅内压亦起一定的作用。

2.降温方法

根据医嘱首先给予足量冬眠药物,如冬眠 I 号合剂(包括氯丙嗪、异丙嗪及哌替啶)或冬眠 II 号合剂(包括哌替啶、异丙嗪及双氢麦角碱),待自主神经充分阻滞、御寒反应消失、进入昏睡状态后,方可加用物理降温措施,如可采用头部戴冰帽,在颈动脉、腋动脉、肱动脉及股动脉等主干动脉表浅部位放置冰袋,此外还可采用降低室温、减少盖被、体表覆盖冰毯等方法。降温速度以每小时下降 1 ℃ 为宜,保持肛温 33～34 ℃,腋温 31～33 ℃较为理想。体温过低容易诱发心律失常、低血压、凝血功能障碍等并发症;体温高于 35 ℃,则疗效不佳。

3.缓慢复温

冬眠低温治疗一般为 3～5 天,复温应先停止物理降温,再逐步减少药物剂量或延长相同药物剂量的维持时间,直至停用;加盖被毯,必要时用热水袋复温,严防烫伤;复温不可过快,以免出现颅内压“反跳”、体温过高或水中毒。

4.预防并发症

低温使心排血量减少,冬眠药使周围血管阻力降低,及时预防冻伤、直立性低血压的发生。

(五)颅内压监护

可动态观察颅内压的变化,指导合理使用脱水剂,同时在颅内压监护装置的严密监测下,可经脑室缓慢放出脑脊液少许,以缓解颅内压增高。

1.监护方法

将导管或微型压力传感器探头安装于颅腔内,导管或传感器的另一端与颅内压监护仪连接,将颅内压力动态变化转为电信号,显示于示波屏或数字仪上,并用记录器连续描记出压力曲线,以便随时了解颅内压的变化。

2.监护的注意事项

(1)为了获得准确数据,监测前应校对记录仪与传感器之间的参数,获取基准零点。监护的零点参照点一般位于外耳道水平位置。

(2)注意保持适当体位,一般头高 15°~30°,使呼吸道通畅,患者躁动时,酌情使用镇静剂。高热时给予降温措施,以免影响监测。

(3)密切观察有无颅内感染,操作过程中从安置脑室内导管或颅内传感器至监护期间或取出传感器都应严格执行无菌操作技术。监测时间一般为 3~5 天,不宜过长,防止继发颅内感染。

3.防止颅内压骤然升高的措施

(1)对烦躁不安的患者应查明原因,对症处理,必要时给予镇静剂。

(2)避免剧烈咳嗽和用力排便。

(3)控制液体入量,成人每天补液量不超过 2 000 mL。

(4)保持病室安静,避免患者情绪紧张。

4.辅助过度换气的护理

按医嘱给予肌肉松弛药后,调节呼吸机的各项参数。当动脉血的 CO_2 分压每下降 0.1 kPa(1 mmHg)时,可使脑血流量递减 2%,从而使颅内压相应下降。过度换气的主要不良反应是脑血流量减少,有时会加重脑缺氧。

5.脑疝的护理

典型的血压升高,脉搏慢而有力,呼吸深慢,意识障碍等,说明患者有发生脑疝的危险,应迅速采取脱水治疗,快速使用甘露醇、呋塞米等强效脱水剂,密切观察尿量及脱水效果。保持呼吸道通畅,给予氧气 3 L/min 吸入,准备气管插管或气管切开用物及呼吸机。密切观察生命体征、意识及瞳孔的变化,15~30 分钟观察一次并记录。做好紧急特殊检查准备和术前准备。

十、健康教育

告知患者保持情绪稳定,避免剧烈咳嗽,进食粗纤维丰富的食物,保持大便通畅,忌用力排便等引起颅内压骤然升高的因素。颅内压增高的患者禁止单独外出,以防发生意外伤害。

第三节 甲状腺功能亢进

甲状腺功能亢进简称甲亢,是由各种原因导致正常甲状腺素分泌的反馈控制机制丧失,引起循环中甲状腺素异常增多而出现以全身代谢亢进为主要特征的疾病总称。按引起甲亢的原因,可分为原发性、继发性和高功能腺瘤 3 类。①原发性甲亢:最常见,指在甲状腺肿大的同时,出现功能亢进症状。患者年龄多在 20~40 岁,腺体多呈弥漫性肿大,两侧对称,常伴有眼球突出,故又称"突眼性甲状腺肿"。②继发性甲亢:较少见,指在结节性甲状腺肿基础上发生甲亢,患者先有结节性甲状腺肿多年,以后才出现功能亢进症状。年龄多在 40 岁以上。腺体呈结节性肿大,两侧多不对称,容易发生心肌损害。③高功能腺瘤:少见,甲状腺内有单发的自主性高功能结节,结节周围的甲状腺组织呈萎缩改变,放射性碘扫描提示结节的聚碘量增加,呈现"热结节"。

一、病因、病理

原发性甲亢的病因迄今尚未完全明了。近年来认为原发性甲亢是一种自身免疫性疾病,其淋巴细胞产生的 G 类免疫球蛋白,能抑制腺垂体分泌促甲状腺素,而与促甲状腺受体结合,从而加强甲状腺细胞功能,分泌大量的 T_3 和 T_4。至于继发性甲亢和高功能腺瘤的发病原因,也未完全明确,可能是结节本身自主性分泌紊乱,并抑制了腺垂体分泌促甲状腺素,以至结节周围的甲状腺组织功能被抑制而呈现萎缩状态。

甲亢的病理学改变为甲状腺腺体内血管增多、扩张,淋巴细胞浸润。滤泡壁细胞多呈高柱状并发生增生,形成突入滤泡腔内的乳头状体,滤泡腔内的胶体含量减少。

二、临床表现

(一)甲状腺肿大

多为轻、中度弥漫性肿大,质软,多无压迫症状。由于腺体内血管扩张和血流加速,听诊有杂音,扪诊有震颤感,尤其是在甲状腺上动脉进入上极处更为明显。

(二)神经精神系统

表现为交感神经功能过度亢进,患者常多语,性情急躁,易激动,常失眠,手、舌伸出时常有细颤。

(三)心血管系统的改变

心悸,脉快有力,脉率常在 100 次/分以上,且休息和睡眠时仍快。由于心肌收缩加强,每搏输出量增多,收缩压增高;而外周血管扩张,外周阻力减少,舒张压降低;故脉压增大。脉率增快及脉压增大,常是判断病情程度和治疗效果的重要标志。若左心逐渐扩张、肥大可有收缩期杂音,严重者出现心律失常,心力衰竭。

(四)突眼征

典型者双侧眼球突出,眼裂增宽,严重突眼者上、下眼睑闭合困难,角膜暴露,受外界刺激后发生角膜炎或角膜溃疡。凝视时瞬目减少,眼向下看时上眼睑不随眼球下闭,两眼内聚能力差等。

(五)基础代谢率增高

由于产热和散热增加,患者常怕热,容易出汗,皮肤温暖而潮湿,同时患者食欲亢进但体重减轻,乏力、易疲乏,肢体近端肌肉萎缩。

除上述症状外,有时还伴有内分泌功能紊乱,如月经失调、阳痿,也可出现肠蠕动增加,导致腹泻。

三、辅助检查

(一)基础代谢率测定

应用基础代谢监测器测定,也可用脉压和脉率按公式计算。后者临床常用,其公式为:基础代谢率%=(脉率+脉压)-111。测定基础代谢率必须在清晨、空腹、静卧时进行。正常值为±10%,+20%～+30%为轻度甲亢,+30%～+60%为中度甲亢,+60%以上为重度甲亢。

(二)甲状腺摄[131]I 率的测定

正常甲状腺 2 小时内摄取的[131]I 量为总入量的 30%～40%。如果在 2 小时内甲状腺摄[131]I 量超过总量的 25%或在 24 小时内超过 50%,且吸收[131]I 高峰提前出现,均可诊断甲亢,但摄取的速度和积聚的程度并不能反映甲亢的严重程度。若近期内服用含碘较多的食物或药物,如海带、紫菜、甲状腺素片、复方碘溶液等,需停服 24 小时后再做试验以免影响监测效果。

(三)血清中 T_3 和 T_4 含量测定

甲亢时 T_3 可高于正常的 4 倍左右,而 T_4 仅为正常的 2.5 倍,因此,T_3 对甲亢的诊断具有较高的敏感性。在诊断有困难时,可进行促甲状腺素释放激素兴奋试验,即在静脉注射促甲状腺素释放激素后,促甲状腺素不增高(阴性),则更有诊断意义。

四、诊断要点

(1)依据典型的临床表现甲状腺肿大、性情急躁、容易失眠、两手颤动;心悸、脉快有力、脉压增大;怕热、多汗、皮肤潮湿、食欲亢进但体重减轻;内分泌失调等。

(2)依据上述辅助检查的阳性结果,帮助诊断。

五、治疗原则

甲状腺大部切除术对中度以上的甲亢仍是目前常用而有效的治疗方法,能使 90%～95% 的患者获得痊愈,手术死亡率低于 1%。缺点是具有一定的并发症和有 4%～5% 的患者术后甲亢复发,也有少数患者术后发生了甲状腺功能减退(简称甲减)。

(一)手术指征

(1)继发性甲亢或高功能腺瘤。

(2)中度以上的原发性甲亢。

(3)腺体较大,伴有压迫症状或胸骨后甲状腺肿等类型的甲亢。

(4)抗甲状腺药物或 ^{131}I 治疗后复发或坚持长期用药有困难者。

(二)手术禁忌证

青少年患者、症状较轻者和老年患者或严重器质性病变不能耐受手术者。

六、护理评估

(一)术前评估

1.健康史

了解患者的发病过程,是否伴有其他免疫性疾病,有无家族史,既往健康状况,有无手术史。患者患病以来的治疗过程和效果。

2.症状和体征

(1)甲状腺肿块的大小、形状、质地、活动度,是否有压迫症状。

(2)患者有无甲状腺功能亢进的症状、体征。

(3)了解患者基础代谢率,血清 T_3、T_4 含量,甲状腺摄^{131}I 率,B 型超声等检查结果,以评估甲亢程度。喉镜、颈部 X 线、心电图等检查结果,判断是否有影响手术效果的因素存在。

(4)评估患者术前药物准备情况及复查基础代谢率,血清 T_3、T_4 值,以判断甲状腺功能亢进控制的程度是否达到手术指征。

(二)术后评估

(1)了解手术及麻醉方式、术中情况等。

(2)监测患者生命体征,切口,引流等,特别注意有无急性呼吸困难、喉返神经损伤、喉上神经损伤、甲状旁腺损伤、甲状腺危象等术后并发症的伴随症状和体征。

七、护理诊断/问题

(一)营养失调

营养低于机体需要量与基础代谢率显著增高有关。

(二)睡眠形态紊乱

睡眠形态紊乱与机体自主神经紊乱,交感神经过度兴奋有关。

(三)清理呼吸道无效

清理呼吸道无效与气管受刺激、分泌物增多以及切口疼痛不敢咳嗽有关。

(四)潜在并发症

窒息、呼吸困难、甲状腺危象、喉返神经损伤、喉上神经损伤、手足抽搐。

八、护理目标

(1)体重得以维持或增加。

(2)患者睡眠良好,情绪稳定。

(3)疼痛缓解后,患者能有效地清除呼吸道分泌物,保持呼吸道通畅。

(4)无并发症发生,或并发症被及早发现及时处理。

九、护理要点

(一)术前护理

1.完善各项术前检查

术前检查除全面的体格检查和化验检查外,还包括以下几种。①颈部透视或摄片,了解有无气管受压或移位情况。②检查心脏有无扩大、杂音或心律不齐等,并做心电图,了解心脏功能。③喉镜检查,确定声带功能。尤其对有甲状腺手术史者。④测定基础代谢率,血清 T_3、T_4 含量,了解甲亢被控制程度。⑤测定血清钙、磷含量,了解甲状旁腺功能状态。

2.药物准备

通过用药降低基础代谢率是术前准备的重要环节。有以下 3 种方法,通常采用前两种。

(1)先用硫脲类药物,待甲亢症状基本得到控制后,改服 1~2 周的碘剂,再行手术。主要是由于硫脲类药物甲基或丙硫氧嘧啶虽能降低甲状腺素的合成,但会使甲状腺肿大和动脉性充血,手术时极易发生出血,增加了手术的困难和危险,因此服用硫氧嘧啶后必须服用碘剂 1~2 周,使甲状腺缩小变硬,血管数量减少后手术。

(2)开始即服用碘剂,2~3 周后甲亢状况得到基本控制(患者情绪稳定,睡眠良好,体重增加,脉率稳定在每分钟 90 次以下,脉压恢复正常,基础代谢率＋20％以下)便可手术。碘剂的作用在于抑制蛋白水解酶,减少甲状腺球蛋白的分解,逐渐抑制甲状腺素的释放,有利于避免术后甲状腺危象的发生。碘剂还能减少甲状腺的血流量,使腺体充血减少,因而缩小变硬。通常服用的碘剂是复方碘化钾溶液,每天 3 次口服,第 1 天每次 3 滴,第 2 天每次 4 滴,以后逐天递增 1 滴,至 16 滴为止,然后维持此剂量。但由于碘剂不能抑制甲状腺素的合成,因此,一旦停服碘剂后,贮存于甲状腺滤泡内的甲状腺球蛋白大量分解,甲亢症状可重新出现,甚至加重,因此,凡不准备施行手术的甲亢患者不能服用碘剂。

对于少数患者服用碘剂两周后症状减轻不明显者,可加服硫氧嘧啶类药物,直至症状基本控制,停用硫氧嘧啶类药物后,继续单独服用碘剂 1~2 周,再进行手术。在此期间严密观察用药后的反应和效果。

(3)对于应用碘剂或合并应用硫氧嘧啶类药物不能耐受或不起作用的患者,主张与碘剂合用或单独应用普萘洛尔做术前准备。普萘洛尔每 6 小时口服给药 1 次,每次 20~60 mg,一般服用 4~7 天后脉率降至正常水平可实施手术。由于普萘洛尔在体内半衰期不到 8 小时,所以最末一次服用需在术前 1~2 小时;术后继续服用 4~7 天。此外术前不用阿托品,以免引起心动过速。

3.饮食护理

甲亢患者对蛋白质、碳水化合物及脂肪分解加速,机体消耗大,故应以高蛋白、高热量、高碳水化合物及富含维生素饮食为主。给足够的液体摄入以补充因能量代谢增加,耗氧量和散热量均增加而引起大量出汗等丢失的水分。进食应少量多餐。同时应禁用对中枢神经有兴奋作用的浓茶、咖啡等刺激性饮料。

4.眼睛护理

有突眼征的患者,卧位时头部垫高,以减轻眼部肿胀。睡前用抗生素眼膏敷眼,可戴墨镜或以油纱布遮盖,以避免角膜过度暴露后干燥受损,发生溃疡。

5.体位训练

入院即教会患者练习头低肩高体位,可用软枕每天练习数次。体位练习从每次 5~10 分钟开始逐渐增加时间,直至达到一次卧位时间 2~3 小时为止。使机体适应手术时体位的改变和预防由于术中体位改变而带来的术后头痛。

6.其他护理措施

戒烟,指导患者深呼吸,学会有效咳嗽的方法,有利于术后保持呼吸道通畅。术日晨准备麻醉床,床旁备有无菌手套、拆线包、气管切开包及引流装置。

(二)术后护理

1.体位和引流

患者回病室后取平卧位,全麻清醒和血压平稳后取半卧位。半卧位有利于痰液咳出,保持呼吸道通畅,防止肺不张及肺炎发生;也有利于及时引流切口内的积血和观察切口内出血情况,预防术后气管受压而带来的呼吸困难。引流管一般手术后 24~48 小时拔除。在床上变换体位、起身、咳嗽时,可用手固定颈部以减少疼痛。

2.病情观察

严密观察呼吸、体温、脉搏、血压的变化,尤其注意呼吸情况,一旦发生呼吸困难,应立即判明原因,采取措施,保持呼吸道通畅;观察切口渗血情况及引流液的性质和量,及时更换浸湿的敷料,估计并记录出血量。鼓励患者发音,注意有无声调降低或声音嘶哑。

3.饮食调理

术后患者清醒,即可给予少量温或凉水,逐步给予便于吞咽的流质微热饮食,不可过热,以免手术部位血管扩张,加重切口渗出。同时观察饮食后患者有无呛咳、误咽等不适。患者若有呛咳,可静脉输液或进半固体食物,以后逐渐过渡到半流食和软食。鼓励患者加强营养,促进切口愈合。

4.术后特殊药物的应用

甲亢患者术后继续服用复方碘化钾溶液,每天 3 次,每次由 16 滴开始,逐天递减 1 滴,直至病情平稳。年轻患者术后常服用甲状腺素,每天 30~60 mg,连服 6~12 个月,以抑制促甲状腺素的分泌和预防复发。

十、健康教育

(1)鼓励患者加强自我控制,保持精神愉快,防止情绪过激。

(2)吸烟患者,术前两周禁烟,防止肺部并发症。

(3)指导患者练习头低肩高体位,方法是仰卧位,肩下垫枕头,头向后仰,枕头高度以头顶轻触床或不触床为标准,练习应循序渐进,时间最好是每天 2~3 小时。

(4)讲解甲状腺术后并发症的表现和预防方法。告诉患者术后 48 小时内应避免过频活动或谈话,以减少切口出血的发生。

(5)指导患者早期下床活动,注意保护颈部切口,避免过度伸展、快速转动,避免气管受压或引起牵拉痛。指导有声嘶的患者做发声练习。拆线后指导患者练习颈部活动,防止切口粘连和瘢痕挛缩。

(6)合理安排术后休息与饮食,鼓励患者尽可能自理,促进康复。

(7)讲解甲亢术后继续服药的重要性,教会患者正确服药的方法,如碘剂滴在饼干和面包上吞服,既保证剂量准确,又减少药物对胃黏膜的刺激。

(8)嘱咐出院患者定期到门诊复查,出现心悸,手足震颤、抽搐等情况应及时就诊。

第四节 下肢深静脉血栓形成

深静脉血栓形成系指血液在深静脉系统内不正常地凝结,堵塞管腔,导致静脉回流障碍,如果不及时治疗将会导致程度不一的慢性深静脉功能不全,影响工作和生活能力。全身主干静脉均可发病,尤其是下肢静脉。男性略多于女性。欧美国家发病率较高。我国的发病率尚无系统的资料可查,发病率虽远低于西方发达国家,但并非少见。近年来下肢深静脉血栓形成的发病率有增加的趋势,可能与人们的饮食结构发生变化有关。

一、解剖概要

下肢静脉系统由深、浅静脉和交通静脉组成。

(一)浅静脉

浅静脉位于皮下,主要有大隐静脉和小隐静脉。大隐静脉起自足背静脉网的内侧,沿下肢内侧上行,在腹股沟韧带下穿过隐静脉裂孔进入股总静脉。小隐静脉起自足背静脉网外侧,沿小腿后外侧上行,在腘窝处穿过深筋膜注入腘静脉。

(二)深静脉

深静脉位于肌肉中间,在小腿部主要有胫前、胫后和腓静脉,三者先汇合成腘静脉,后者进入内收肌管后成为股浅静脉。在大腿上部,股浅静脉与股深静脉汇合成股总静脉。

(三)交通支静脉

深浅静脉之间、大隐静脉与小隐静脉间有许多交通支。

(四)髂静脉

髂静脉分髂外静脉和髂内静脉。髂外静脉是股静脉的直接延续。在骶髂关节前方与髂内静脉汇合成髂总静脉。髂骰静脉的径路通过股管,前面有腹股沟韧带,尤其是左侧,左髂总静脉受右髂总动脉的跨越而可能受压,影响左髂股静脉血液回流,因此是下肢静脉血栓形成的好发部位之一。

二、病因、病理

静脉壁损伤、血流缓慢和血液高凝状态是导致深静脉血栓形成的三大因素。大多数发生于手术后或制动的患者。静脉壁损伤时,内膜下层及胶原裸露,可激活血小板释放多种具有生物活性的物质,启动内源性凝血系统,若同时存在血流缓慢和血流高凝状态,可使血小板和白细胞容易聚积、黏附和沉积在内膜上并形成血栓。典型的血栓包括:头部为白血栓,颈部为混合性血栓,尾部为红血栓。血栓形成后的演变过程包括:向主干静脉近端和远端滋长蔓延;其后,在纤溶酶的作用下可溶解消散;或血栓与静脉壁粘连并逐渐机化;最终形成边缘毛糙管径粗细不一的再通静脉,即管化和内膜化。

三、临床表现

下肢肿胀、疼痛和浅静脉怒张是下肢深静脉血栓形成的三大主要临床表现。根据血栓发生的部位,病程及临床分型不同而表现不同(图 2-2)。

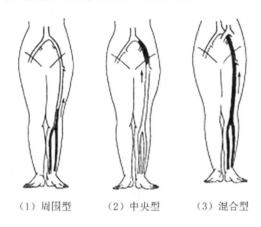

（1）周围型　　　　（2）中央型　　　　（3）混合型

图 2-2　下肢深静脉血栓形成的类型

(一)周围型

周围型包括股静脉及小腿深静脉血栓形成。前者的主要临床特征为大腿肿痛,但下肢肿胀不严重。后者的临床特点为突然出现的小腿剧痛,患足不能着地踏平,行走时症状加重;小腿肿胀且有深压痛,踝关节过度背屈试验时小腿剧痛(霍曼氏征阳性)。

(二)中央型

血栓发生于髂股静脉,左侧多于右侧。特点为起病急骤,患侧髂窝、股三角区有疼痛和触痛,浅静脉扩张,下肢肿胀明显,皮温及体温均升高。

(三)混合型

即下肢深静脉血栓形成。主要表现为下肢普遍性肿胀、剧痛、苍白和压痛,常有体温升高和脉率加速(股白肿);任何形式的活动都可使疼痛加重。若继续发展,肢体肿胀可使下肢动脉受压而致血供障碍,表现为足背和胫后动脉搏动消失,进而小腿和足背出现水疱,皮肤温度明显降低并呈青紫色(股青肿);若不及时处理,肢体可发生坏死。

四、辅助检查

(一)多普勒超声检查

多普勒超声检查是一种无创性检查,目前在临床上应用广泛,对诊断下肢深静脉血栓形成具有很高的敏感性和特异性,有相当高的检出率。

(二)下肢静脉造影

可直接显示下肢静脉的形态、位置、范围和侧支循环。主要 X 线征象:①静脉闭塞和中断,见于血栓形成急性期。②静脉充盈缺损。③再通:静脉管腔呈不规则狭窄或扩张。④侧支循环形成。

(三)放射性核素检查

最常用的是放射性核素标记纤维蛋白原摄取试验。若静脉注射的^{125}I纤维蛋白原被新鲜血栓的摄取量超过等量血液摄取量的 5 倍,即提示早期血栓形成。

(四)磁共振静脉显像

由于血管中流动的血液与血管周围固定的组织在磁场中对射频脉冲所产生的磁信号不同,使血管影像得以显示,根据血液流动的方向,选择显示动脉或静脉。

五、诊断要点

(一)临床表现

一侧肢体突然肿痛,伴肿胀和浅静脉扩张。

(二)辅助检查

辅助检查结果有助于明确诊断。

六、治疗原则

急性期以血栓消融为主,中晚期则以减轻下肢静脉淤血和改善生活质量为主。

(一)非手术治疗

非手术治疗包括一般处理、抗凝、溶栓和祛聚疗法。

1.一般处理

卧床休息,减少因走动使血栓脱落而发生肺栓塞的机会,切忌按摩挤压肿胀的下肢。抬高患肢,超过心脏平面,有利于血液回流,促进肿胀消退。卧床时间一般在 2 周左右,2 周后下床活动时穿阶梯压差性弹力袜或用弹力绷带包扎患肢,可加快组织消肿,减轻症状。

2.抗凝疗法

抗凝治疗是下肢静脉血栓治疗中应用最早且最广泛的方法,抗凝并不能使已形成的血栓溶解,但它能抑制血栓的蔓延,配合机体自身的纤溶系统溶解血栓,从而达到治疗的目的,同时它能有效地减少肺栓塞的发生,在肺栓塞防治中有着举足轻重的作用。抗凝治疗的时间可贯穿整个病程,一般需1~2个月。

肝素是最常用的抗凝药物,其作用机制是通过增加抗凝血酶Ⅲ的活性,抑制血栓形成。具体用法是开始一次性注射肝素50 mg即6 250 u,使肝素在体内浓度快速达到峰值,然后将肝素稀释液静脉持续滴注。华法林作为口服抗凝药在临床上长期应用,疗效确切。具体用法是首日7.5 mg口服1次,次日改为5 mg口服1次,第3天起每天口服2.5 mg,此剂量根据凝血酶原时间调整。

3.溶栓疗法

溶栓疗法是利用溶栓药物激活体内纤溶酶原,使之变成有活性的纤溶酶,促进血栓的溶解,达到清除新鲜血栓的目的。适用于病程不超过72小时者。常用药物为尿激酶,维持7~10天。

4.祛聚疗法

该疗法药物包括有右旋糖酐、阿司匹林、双嘧达莫和丹参等,能扩充血容量、稀释血液、降低黏稠度,又能防止血小板凝聚,常作为辅助疗法。

(二)手术疗法

常用于下肢深静脉,尤其是髂股静脉血栓形成不超过48小时者。对已出现股青肿征象,且病期较长者,亦应做手术取栓,以挽救肢体。原则是采用福格蒂导管取栓(图2-3),术后辅以抗凝、祛聚疗法,防止再发。另外,肺动脉栓塞是下肢深静脉血栓形成最严重的并发症。对于频繁的下肢静脉血栓脱落,可采用下腔静脉滤网夹或行腔静脉格林菲尔德伞形滤器置入术,以预防肺动脉栓塞。

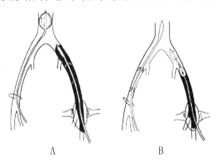

A.通过右下肢大隐静脉分支,插入第一根福格蒂导管至下腔静脉,鼓张气囊阻断,以防栓塞。从左下肢股静脉切开插入第二根导管达血栓近侧;B.鼓张左侧第二根导管的气囊后,连同气囊,缓慢地拉出。萎瘪第一根导管的气囊,恢复血液回流

图2-3 左下肢髂股静脉血栓形成,应用福格蒂导管取栓术

七、护理评估

(一)术前评估

1.健康史

患者有无严重外伤、下肢大手术、妊娠分娩、感染病史;有无长期卧床、输液史;有无出血性疾病、静脉血栓史,糖尿病、肾病综合征及恶性肿瘤病史。

2.症状与体征

(1)局部:下肢发生肿痛的时间、部位;下肢肿胀和浅静脉扩张的程度;足背动脉搏动有无减弱或消失,小腿皮肤温度和色泽有无改变。

(2)非手术治疗期间有无出血征象。

3.辅助检查

了解深静脉血栓形成的部位、范围和形态等。

(二)术后评估

1.术后患肢血管通畅程度

评估包括患肢远端皮肤温度、色泽、感觉和脉搏的变化。

2.抗凝治疗期间有无出血倾向

如切口、穿刺点、鼻、牙龈异常出血及血尿、黑便。

3.患者活动情况

是否按计划早期活动。

八、护理诊断/问题

(一)疼痛

疼痛与下肢深静脉血栓形成致血流不畅有关。

(二)潜在并发症

肺栓塞、出血。

(三)知识缺乏

缺乏本病预防知识。

九、护理目标

(1)患者下肢疼痛减轻。

(2)患者的并发症能得到预防、及时发现和处理。

(3)患者能正确述说预防本病发生的有关知识。

十、护理要点

(一)非手术治疗的护理

(1)根据非手术治疗的一般处理原则,急性期应指导患者卧床休息 10～14 天,抬高患肢且高于心脏水平面 20～30 cm。

(2)药物治疗:溶栓治疗和抗凝治疗的共同不良反应都是出血,因此应密切观察注射和导管部位的出血,鼻衄,牙龈出血,泌尿道、消化道以及重要器官(如脑)的出血,如有异常,及时报告医师,对症处理,并调整抗凝药物或溶栓药物的剂量和间隔时间,必要时停药。

(3)病情观察:观察并记录患者体温、脉搏、呼吸、血压、神志的变化,以及患肢动脉搏动和皮肤温度、色泽、患肢不同平面周径的变化。如患者出现呼吸困难、血压下降、胸痛等异常情况,则提示可能发生肺动脉栓塞,应立即嘱患者平卧,严格卧床两周,避免活动,包括不能咳嗽和剧烈翻身,同时给予 4～6 L/min 氧气吸入,并配合医师,积极抢救。

(4)如果非手术治疗无效,则积极行手术治疗,做好术前准备。除做好常规准备外,还应:①全面了解年老体弱患者的心、脑、肺、肝、肾等重要器官功能。②了解出、凝血系统的功能状态。③术前 2～3 天起进少渣饮食,术前晚灌肠,排空大便。

(二)术后护理

1.体位与活动

抬高患肢 30°,以促进静脉回流。应指导和鼓励其早期床上主动活动,如膝、踝、趾关节的伸屈,举腿活动;不能主动活动的患者,可在护士或家属的协助下被动按摩下肢;长期卧床患者应鼓励其深呼吸及咳嗽,协助其定时翻身,以免再次发生血栓。指导患者避免在膝下垫硬枕、过度屈髋,以免影响静脉回流。

2.严密观察

密切观察患肢远端皮肤的温度、色泽、感觉和脉搏强度以判断术后血管通畅程度,每天测量并记录患肢不同平面的周径,并与术前记录和健侧周径相比较,以判断治疗效果。

3.观察生命体征的变化

观察并记录患者脉搏、呼吸、血压、神志的变化,防治肺栓塞、颅内出血等严重并发症的发生。

4.抗凝期间出血的观察

术后需继续抗凝治疗,密切观察有无伤口出血及其他部位出血情况,协助医师监测凝血酶原时间、凝血酶时间、血浆纤维蛋白原含量及血小板计数等生化指标。

十一、健康教育

告知患者绝对忌烟,以防止烟中尼古丁刺激引起静脉收缩,影响血液循环。饮食宜安排低脂、含纤维素丰富的食物,以保持大便通畅,尽量避免因排便困难而引起腹内压增高,影响下肢静脉回流。恢复期患者应逐渐增加行走距离和下肢肌肉的活动量,以促进下肢深静脉再通和侧支循环的建立。勿使用过紧的腰带、吊袜和紧身衣物,避免血液淤滞。

第五节　前列腺增生症

前列腺增生症是指良性前列腺增生,亦称前列腺肥大,是老年男性常见病。

一、病因、病理

病因尚不清楚,目前认为,随年龄增长,睾酮、双氢睾酮以及雌激素的改变和失去平衡是前列腺增生的重要病因。前列腺分为围绕尿道的腺体和外周腺体两部分。增生往往开始于围绕尿道精阜部的腺体。增生的腺体可突入膀胱,造成膀胱出口梗阻,引起排尿不畅,又可使前列腺段尿道狭窄、弯曲、伸长,更加重了排尿困难。长期梗阻会诱发上尿路积水,最终导致肾功能损害。梗阻后膀胱内尿液潴留,容易继发感染和结石,亦使发生膀胱癌的危险性增高。

二、临床表现

(一)尿频

常为最初症状,夜间尤为明显。梗阻加重时,尿频亦逐渐加重。

(二)排尿困难

进行性排尿困难为最重要症状。发展缓慢,轻度梗阻时,排尿迟缓、断续,尿后滴沥。梗阻加重后排尿费力,射程缩短,尿线细而无力,终成滴沥状。

(三)尿潴留

过多的残余尿可使膀胱失去收缩能力而发生尿潴留、充溢性尿失禁。前列腺增生的任何阶段都可因气候变化、饮酒、劳累而诱发急性尿潴留。

三、辅助检查

(一)B型超声检查

可直接测量前列腺大小、结构、是否突入膀胱,经直肠扫描更精确,经腹壁检查可测膀胱残余尿量。

(二)尿流率检查

如果最大尿流率<15 mL/s,说明排尿不畅;<10 mL/s则提示梗阻严重。评估最大尿流率时,排尿量必须超过150 mL。逼尿肌功能失常引起的排尿困难应进行尿动力学检查,测定排尿时膀胱内压的变化,以排除神经源性膀胱功能障碍。

(三)血清前列腺特异抗原测定

前列腺体积大、较硬时应测定血清前列腺特异抗原,以排除合并前列腺癌的可能性。

四、诊断要点

50岁以上男性出现进行性排尿困难、尿潴留,排尿后直肠指检触及增大的前列腺,表面光滑、质软,可初步诊断。超声检查可帮助确诊。

五、治疗原则

梗阻轻或不能耐受手术的患者,可行非手术疗法或姑息性手术。膀胱残余尿量超过50 mL或曾出现过急性尿潴留者,应尽早手术治疗。常用的手术方式有四种:①耻骨上经膀胱前列腺切除术。②耻骨后前列腺切除术。③经会阴前列腺切除术。④经尿道前列腺电切术。

六、护理评估

(一)术前评估

1.健康史
了解既往有无排尿困难或因寒冷、饮酒、劳累等发生过尿潴留。

2.症状与体征
尿频程度,夜间是否明显,排尿困难是否逐渐加重。膀胱充盈度变化,判断有无残余尿及量,有无尿潴留。全身状态有无感染征象。

(二)术后评估

(1)了解手术、麻醉方式、术中有无异常情况。

(2)评估切口引流情况、膀胱冲洗液颜色变化、生命体征、全身状态、有无感染征象、术后康复状况。

七、护理诊断/问题

(一)睡眠型态紊乱

睡眠型态紊乱与夜间排尿次数增多有关。

(二)排尿型态异常

排尿型态异常与尿路梗阻、手术刺激有关。

(三)尿潴留

尿潴留与膀胱颈梗阻、尿液不能自主排出有关。

(四)潜在并发症

感染、出血。

八、护理目标

(1)夜间睡眠良好。

(2)恢复正常排尿。

(3)尿潴留解除,患者无憋尿感。

(4)出血、感染被预防,或被及时发现和处理。

九、护理要点

(一)术前护理

(1)因患者多数年龄偏大,应注意其有无高血压、动脉硬化、肺气肿等老年病。

(2)长期留置尿管者应行膀胱冲洗,冲洗时应遵循少量、多次、微温、低压、无菌的原则,减少对膀胱的刺激。

(3)拟行经尿道前列腺电切手术的患者,术前协助医师探扩尿道。

(二)膀胱冲洗护理

(1)注意冲洗液颜色变化,术后12小时内应注意有无活动性出血,给予持续冲洗直至流出液清澈或粉红色。一般需冲洗1～3天。

（2）确保冲洗管道通畅，若堵塞应加快或加压冲洗，抽吸血块，以免造成膀胱充盈、膀胱痉挛而加重出血。

（3）准确记录冲洗量、排出量。

（三）特殊预防

（1）术后2～3天嘱患者做收缩腹肌、臀肌及肛肌练习，以防拔管后出现尿失禁、尿频。

（2）术后常规给泻剂，以防用力排便引起局部出血。术后5天内不宜灌肠，以免刺激膀胱。

（四）开放手术患者拔管时间及护理

耻骨上前列腺切除术后5～7天拔除尿管；耻骨后前列腺切除术后7～9天拔除尿管，确实无引流物流出后2～3天，拔除引流管；术后10～14天，若排尿通畅拔除膀胱造口管，用凡士林油纱布填塞瘘口，排尿时用手指压迫瘘口敷料以防漏尿。一般来说，瘘口在2～3天内愈合。

（五）并发症的观察

1.出血

可出现在术后第1天或最初几天。如术后6～8天出血，原因可能是组织坏死、用力解便或久坐引起。经尿道前列腺电切术术后3周因感冒、酗酒、刺激、活动量增加可致电凝痂皮脱落出血。

2.感染

留置尿管及手术可导致免疫力低下，易发生尿路感染和精道感染，术后若出现畏寒、发热症状，应观察有无附睾肿大、疼痛以及时发现处理。

十、健康教育

讲解术前注意事项，非手术者应教育其避免受凉、劳累、饮酒、便秘而引发急性尿潴留。教会患者提肛肌锻炼，对拔除导尿管后可能出现的暂时性尿频、滴尿、尿失禁等，应向患者解释清楚，并告诉患者，这种现象需2个月左右才能恢复。做好出院指导，嘱患者3个月内不宜过量运动，避免酗酒、着凉。如有排尿异常应多饮水，并随诊复查。

第六节 食 管 癌

食管癌是一种常见的消化道肿瘤,全世界每年约有 30 万人死于食管癌。发病年龄多在 40 岁以上,男性多于女性。

一、解剖概要

临床上食管的解剖多分为颈段和胸段。①颈段:自食管入口至胸骨柄上沿的胸廓入口处。②胸段:又分为上、中、下 3 段。胸上段即自胸廓上口至气管分叉平面;胸中段即自气管分叉平面至贲门口全长度的上一半;胸下段即自气管分叉平面至贲门口全长度的下一半。通常将食管腹段也包括在胸下段内。食管癌以胸中段较多见,下段次之,上段较少。

二、临床表现

早期症状常不明显,可有吞咽食物梗噎感、停滞感或异物感,胸骨后烧灼样、针刺样或牵拉摩擦样疼痛。症状时轻时重,进展缓慢。中晚期食管癌典型的症状为进行性吞咽困难。患者逐渐消瘦、贫血、乏力、脱水。当肿瘤侵犯周围组织、器官时可引起相应的症状。

体格检查时应特别注意锁骨上方有无肿大淋巴结、肝有无肿块和有无腹水、胸腔积液等远处转移体征。

三、辅助检查

(一)食管吞钡 X 线双重对比造影

早期可见:①食管黏膜皱襞紊乱、粗糙或有中断现象。②小的充盈缺损。③局限性管壁僵硬,蠕动中断。④小龛影。中、晚期有明显的不规则狭窄和充盈缺损,狭窄上方食管有不同程度的扩张。

(二)细胞学检查

我国创用带网气囊食管细胞采集器,做食管拉网检查脱落细胞,早期病变阳性率可达 90%～95%,是一种简便易行的普查筛选诊断方法。

(三)纤维食管镜检查

可直视肿块部位、大小及钳取活组织做病理组织学检查。

(四)CT、超声内镜检查等

可用来判断食管癌的浸润层次、向外扩展深度以及有无淋巴结转移。

四、诊断要点

(一)症状

进食时有梗阻感、异物感,进行性吞咽困难,以及恶病质等症状。

(二)体征

中晚期患者可出现锁骨上淋巴结肿大、肝转移性肿块、腹水等。

(三)辅助检查

纤维食管镜、食管吞钡 X 线造影等检查结果能明确诊断。

五、治疗原则

以手术治疗为主,辅以放射、化学药物等综合治疗。

(1)手术治疗适用于全身情况和心肺功能储备良好、无明显远处转移征象的患者。对较大的鳞癌估计切除可能性不大而患者全身情况良好者,可先采用术前放疗,待瘤体缩小后再作手术。

手术径路常经左胸切口。中段食管癌切除有经右胸切口者。联合切口有经胸腹联合切口或颈、胸、腹三切口者。食管下段癌切除后与代食管器官的吻合多在主动脉弓水平以上;而食管中段或上段癌切除后吻合口多在颈部。代食管器官大多为胃,有时为结肠或空肠。

(2)对于心、肺功能差,患早期癌而不宜做开胸手术者可采用电视胸腔镜下食管癌切除术。

(3)对晚期食管癌,不能根治或放射治疗、进食有困难者,可做姑息性减症手术,如食管腔内置管术,食管胃转流吻合术,食管结肠转流吻合术或胃造口术等。

六、护理评估

除肺部手术评估内容外,还需了解患者的营养状况、饮食习惯以及术后肠蠕动恢复情况和补液情况。

七、护理诊断/问题

(一)营养失调

营养低于机体需要量与长期进食减少或不能进食、消耗增加有关。

(二)体液不足

体液不足与吞咽困难、呕吐、禁食、水分摄入不足、静脉补液量不足等有关。

(三)低效性呼吸型态

低效性呼吸型态与疼痛、肺膨胀不全等有关。

(四)潜在并发症

出血、肺不张、吻合口瘘、乳糜胸。

八、护理目标

(1)患者营养状况改善。

(2)患者的水、电解质维持平衡。

(3)患者能维持正常的呼吸型态。

(4)患者无并发症发生或并发症得到及时发现和控制。

九、护理要点

(一)术前护理

1.营养支持

能口服者,指导患者合理进食高热量、高蛋白、丰富维生素的流质或半流质饮食;若患者仅能进流质或长期不能进食者,可提供肠内或肠外营养。

2.胃肠道准备

(1)术前 1 周给予患者分次口服抗生素溶液。

(2)术前 3 天改流质饮食,术前 1 天禁食。

(3)对进食后有滞留或反流者,术前 1 天晚予以生理盐水 100 mL 加抗生素经鼻胃管冲洗食管及胃,可减轻局部充血水肿,减少术中污染,防止吻合口瘘。

(4)结肠代食管手术患者,术前 3~5 天口服肠道抗生素。术前 2 天进无渣流质饮食,术前晚行清洁灌肠或全肠道灌洗后禁饮、禁食。

(5)术日晨常规置胃管时,通不过梗阻部位不能强行进入,以免戳穿食管。可置于梗阻部位上端。

(二)术后护理

1.呼吸道及胸腔闭式引流护理

(1)维持呼吸道通畅:①鼓励患者深呼吸,有效咳嗽、咳痰,必要时进行吸痰。②观察患者呼吸频率、节律、幅度,双肺呼吸音以及有无缺氧症状。③氧气吸入。

④稀释痰液,如雾化吸入。

(2)鼓励患者早期下床活动,根据患者的情况逐渐增加活动量,如出现头晕、气促、心动过速、心悸和出汗等症状时,应立即停止活动。

(3)严格掌握输液的速度和量,防止心脏前负荷过重而导致肺水肿。

(4)胸腔闭式引流的护理。①维持胸腔引流通畅:术后初期每30~60分钟向水封瓶方向挤压引流管一次,引流管避免受压、折曲、滑脱及阻塞。②观察引流液的量、色、性状的变化,如胸腔闭式引流引出血性液体每小时＞200 mL,持续3小时以上,考虑有活动性出血,应立即通知医师。③妥善固定引流管。④术后胸腔引流管一般呈钳闭状态,保证术后患侧胸腔内有一定的渗液,以减轻或纠正明显的纵隔移位。注意胸腔内压力的改变,经常检查颈部气管的位置有无变化。可酌情放出适量的气体或引流液,以维持气管、纵隔于中间位置。每次放液量不宜超过100 mL,速度宜慢,避免快速放液引起纵隔突然移位,导致心脏骤停。

2.饮食护理

胃肠蠕动尚未恢复正常,需禁饮、禁食。术后3~4天待肛门排气后,拔除胃管。停止胃肠减压24小时后,若无吻合口瘘症状,可开始进食。先试饮少量水,术后5~6天可给予全量流质饮食,每小时给100 mL,每天6次。术后3周后患者无不适可进普食。

3.胃肠减压的护理

术后3~4天内持续胃肠减压,保持胃管通畅并妥善固定。严密观察引流量、性状、颜色、气味并准确记录。术后6~12小时从胃管可吸出少量血性液或咖啡色液,以后引流液颜色将逐渐变浅。胃管不通畅时,可用少量生理盐水冲洗并及时回抽。

4.胃肠造口术后

由于胃液对皮肤刺激较大,应保持敷料的清洁并在瘘口周围涂氧化锌软膏保护皮肤,防止发生皮炎。

十、健康教育

(1)进食原则为少量多餐,由稀到干,逐渐加量。防止进食过多、速度过快,避免进食生、冷、硬食物(包括质硬的药片和带骨刺的肉类、花生、豆类等),质硬的药片可碾碎后服用。

(2)食管癌、贲门癌切除术后,可发生胃液反流至食管,患者可有反酸、呕吐等症状,平卧时加重,嘱患者饭后 2 小时内不宜平卧位,睡觉时枕头垫高。

(3)食管胃吻合术后患者,可能有胸闷、进食后呼吸困难,应告知患者是由于胃已拉入胸腔,肺受压暂不能适应所致。建议患者少食多餐,经 1～2 个月后,此症状多可缓解。

(4)结肠代食管吻合术后,因结肠逆蠕动,患者常嗅到粪便味,需向患者解释清楚,并指导其注意口腔卫生,一般此情况于半年后逐步缓解。

(5)术后 3 周仍有吞咽困难,应排除吻合口狭窄。

第三章 妇产科护理

第一节 阴 道 炎

一、概述

(一)定义和发病机制

1.滴虫阴道炎

滴虫阴道炎是由阴道毛滴虫引起的常见阴道炎症,也是常见的性传播疾病。阴道毛滴虫寄生在阴道皱襞及腺体中,月经后 pH 为 5.2～6.6,使隐藏的滴虫得以生长繁殖,引起炎症发作;同时滴虫能消耗氧或吞噬阴道上皮细胞内的糖原,阻碍乳酸生成,致阴道 pH 升高,同时使阴道成为厌氧环境,致厌氧菌繁殖,约60%患者合并细菌性阴道病。性交直接传播是主要的传播方式,也可间接传播。

2.外阴阴道假丝酵母病

外阴阴道假丝酵母病是由假丝酵母引起的常见外阴阴道炎症。假丝酵母属机会致病菌,当阴道 pH 为 4.0～4.7 时,易诱发感染(内源性)。10%～20%非孕女性及 30%孕妇阴道中有此菌寄生,但菌量极少,并不引起症状。国外资料显示,约 75%女性一生中至少患过 1 次外阴阴道假丝酵母病,45%的女性经历过2 次或 2 次以上的发病。

3.细菌性阴道病

细菌性阴道病是由阴道内乳杆菌减少,加德纳菌及厌氧菌等增加所致的一种内源性混合感染,但临床及病理特征无炎症改变。促使阴道菌群发生变化的原因不清,推测可能与频繁性交、多个性伴侣或阴道灌洗使阴道环境碱化有关。

4.萎缩性阴道炎

萎缩性阴道炎是雌激素水平降低、局部抵抗力下降引起的、以需氧菌感染为主的炎症。常见于自然绝经或人工绝经后女性,也可见于产后闭经或药物假绝经治疗的女性。

(二)治疗原则

1.滴虫阴道炎

切断传染途径,杀灭阴道毛滴虫,恢复阴道正常 pH,保持阴道自净功能。需全身用药、局部用药,强调性伴侣治疗。

2.外阴阴道假丝酵母病

消除诱因,根据病情选择局部或全身应用抗真菌药物。

3.细菌性阴道病

主要采用针对厌氧菌的治疗。

4.萎缩性阴道炎

补充雌激素,增加阴道抵抗力,抑制细菌生长。

二、护理评估

(一)健康史

1.一般资料

年龄、月经史、婚育史,是否处在妊娠期。

2.既往疾病史

是否患有糖尿病,有无卵巢手术史或盆腔放疗史。

3.特殊治疗史

是否使用雌激素、免疫抑制剂或长期应用抗生素等。

4.阴道炎病史

既往有无阴道炎、曾做过何种检查、治疗经过及效果;本次症状出现与月经周期的关系。

5.个人生活史

了解个人卫生习惯。

(二)生理状况

1.症状

(1)滴虫阴道炎:阴道分泌物增多,呈稀薄脓性、泡沫状、有臭味,当混合有其他细菌感染时,白带可呈黄绿色;阴道口及外阴瘙痒;尿频、尿痛,有时可见血尿;不孕(阴道毛滴虫能吞噬精子,影响精子在阴道内存活)。

(2)外阴阴道假丝酵母病:外阴瘙痒、灼痛、性交痛及尿痛;阴道分泌物增多,白色稠厚,呈凝乳或豆腐渣样。

(3)细菌性阴道病:10%～40%的患者无临床症状。有症状者主要表现为阴道分泌物增多,呈灰白色、匀质、稀薄,常黏附于阴道壁,但黏度很低,容易从阴道壁拭去,有鱼腥臭味;轻度外阴瘙痒或烧灼感。

(4)萎缩性阴道炎:阴道分泌物增多,稀薄,呈淡黄色,感染严重者呈脓血性白带;外阴瘙痒、灼热感;伴性交痛。

2.体征

(1)滴虫阴道炎:检查见阴道黏膜充血,严重者有散在出血点,形成"草莓样"宫颈。

(2)外阴阴道假丝酵母病:检查见外阴红斑、水肿、常伴有抓痕,严重者可见皮肤皲裂、表皮脱落;阴道黏膜红肿、小阴唇内侧及阴道黏膜附有白色块状物,擦去后见黏膜红肿,急性期还可见到糜烂或浅表溃疡。

(3)细菌性阴道病:检查见阴道黏膜无充血的炎性改变。

(4)萎缩性阴道炎:检查见阴道呈萎缩性改变,上皮皱襞消失、萎缩、菲薄;阴道黏膜充血,有散在小出血点和点状出血斑,有时可见表浅溃疡。

3.辅助检查

(1)滴虫阴道炎:阴道分泌物湿片法,镜下见到活动的阴道毛滴虫。

(2)外阴阴道假丝酵母病:阴道分泌物检查,发现假丝酵母的芽生孢子或假菌丝。

(3)细菌性阴道病:线索细胞阳性;阴道 pH＞4.5(通常为 4.7～5.7,多为 5.0～5.5);胺臭味试验阳性。

(4)萎缩性阴道炎:阴道分泌物检查镜下见大量基底细胞及白细胞而无滴虫及假丝酵母菌。

(三)高危因素

1.滴虫阴道炎

不良性行为;不良卫生习惯。

2.外阴阴道假丝酵母病

常见发病诱因有妊娠、糖尿病、大量应用免疫抑制剂及广谱抗生素。

3.细菌性阴道病

频繁性交、多个性伴侣或阴道灌洗。

4.萎缩性阴道炎

绝经、卵巢手术、盆腔放疗、药物性闭经。

(四)心理-社会因素

1.对健康问题的感受

是否认为是"小问题",不予重视而延误治疗。

2.对疾病的反应

是否因与"性"相关而羞于就诊;是否因疾病反复发作或久治不愈而产生心理压力,出现焦虑和抑郁症状。

3.家庭、社会及经济状况

是否存在性伴侣同时治疗障碍。

三、护理措施

(一)一般护理

(1)病房整洁、安静,保持床单位清洁、舒适,注意室内空气流通,避免交叉感染。

(2)测量生命体征,定期巡视病房,细致观察病情变化及治疗反应等,发现异常及时报告医师,做好护理记录和书面交班,危重患者床边交班。

(二)症状护理

1.阴道分泌物增多

观察阴道分泌物颜色、性状、气味及量,选择合适的药液进行阴道冲洗。滴虫性阴道炎、细菌性阴道病及萎缩性阴道炎,选 1% 乳酸液或 0.1%～0.5% 醋酸液,增加阴道酸度;外阴阴道假丝酵母病选碱性溶液。在不清楚阴道炎的种类时,不可滥用冲洗液,指导患者勤换会阴垫及内裤,保持外阴清洁干燥。

2.外阴瘙痒与灼痛

嘱患者尽量避免搔抓,防止外阴部皮肤破损,炎症急性期减少活动,避免摩擦外阴。

(三)用药护理

1.合理用药

明确阴道炎的类型,遵医嘱用药,选择合适的用药方法及时间。

（1）滴虫阴道炎：主要药物为甲硝唑及替硝唑。方法：全身用药。初次治疗可选择甲硝唑或替硝唑 2 g，单次口服；或甲硝唑 400 mg，每天 2 次，连服 7 天。口服药物的治愈率为 90%～95%。对妊娠期阴道炎患者，为防止新生儿呼吸道和生殖道感染，可应用甲硝唑 2 g，顿服；或甲硝唑 400 mg，每天 2 次，连服 7 天。

（2）外阴阴道假丝酵母病：主要药物为抗真菌药，唑类药物的疗效高于制霉菌素。全身用药和局部用药疗效相似。局部用药：可选用咪康唑栓剂，每晚 1 粒（200 mg），连用 7 天；或每晚 1 粒（400 mg），连用 3 天；或每晚 1 粒（1 200 mg），单次用药。全身用药：对不能耐受局部用药者、未婚女性及不愿意采用局部用药者可选用口服药物。常用药物：氟康唑 150 mg，顿服。妊娠合并外阴阴道假丝酵母病，以局部治疗为主，以 7 天疗程最佳，禁服唑类药物。

（3）细菌性阴道病：选用抗厌氧菌药物，首选甲硝唑。全身用药：甲硝唑 400 mg，口服，每天 2～3 次，连服 7 天。局部用药：含甲硝唑栓剂 200 mg，每晚 1 次，连用 7 天。

（4）萎缩性阴道炎。补充雌激素：雌三醇软膏局部涂抹，每天 1～2 次，连用 14 天。抑制细菌生长：诺氟沙星 100 mg，放于阴道深部，每天 1 次，7～10 天为 1 个疗程。可选用中药，如保妇康栓。

2.用药指导

（1）教会患者阴道用药的正确方法，对不能自理者，协助用药。

（2）告知患者口服甲硝唑期间及停药 24 小时内、替硝唑用药期间及停药 72 小时内，禁止饮酒；哺乳期间用药，应暂停哺乳。

（3）乳癌或子宫内膜癌患者慎用雌激素制剂。

3.用药观察

出现不良反应，立即停药并通知医师。常见药物不良反应有以下几种。

（1）胃肠道反应：如食欲减退、恶心、呕吐。

（2）双硫仑样反应：又称"戒酒硫样反应"，主要是使用头孢菌素类抗生素，包括头孢哌酮、头孢曲松、头孢噻肟等及甲硝唑、酮康唑等药物后，如果喝酒，可出现胸闷胸痛、心慌气短、面部潮红、头痛、头晕、腹痛、恶心等一系列症状。

（3）药物变态反应：包括局部皮肤症状和全身症状。

（4）偶见头痛、皮疹、白细胞计数减少等。

（四）心理护理

（1）向患者解释疾病与健康的问题，说明"小病"早治，可防"大病"，引导患者重视问题并轻松面对。

（2）加强疾病知识宣传，引导患者规范治疗；对卵巢切除、放疗患者给予安慰，告知雌激素替代治疗可缓解内分泌的失衡，减轻因疾病带来的烦恼，消除心理压力，增强治疗疾病的信心。

（3）与家属沟通，让其多关心患者，包括说服其性伴侣同时治疗。

四、健康指导

（1）向患者讲解阴道炎的疾病知识，告知按医嘱正规彻底治疗的重要性，指导患者掌握用药方法，按疗程坚持治疗。

（2）指导患者配合检查：嘱取分泌物前 24～48 小时内避免性生活、阴道灌洗或局部用药。

（3）个人卫生及生活指导：指导患者加强自我护理，保持外阴清洁、干燥，勤换内裤，积极锻炼身体，增加机体抵抗力。告知患者滴虫阴道炎复发多为重复感染，故换下的内裤及洗涤用的毛巾应煮沸 5～10 分钟以消灭病原体。

（4）性卫生及性伴侣治疗指导：①滴虫阴道炎主要由性行为传播，性伴侣要同时治疗，并告知患者及其性伴侣治愈前应避免无保护性交；②外阴阴道假丝酵母病约 15％的男性与女性患者接触后患病，对有症状的男性应进行检查和治疗，预防女性重复感染；③细菌性阴道病虽与有多个性伴有关，但对性伴侣的治疗并未改善治疗效果及降低复发，因此不做常规治疗。

（5）随访指导：①性活跃的滴虫阴道炎患者，在最初感染 3 个月后应重新进行筛查。②外阴阴道假丝酵母病患者，若症状持续存在或诊断后 2 个月内复发，需再次复诊；对复发性外阴阴道假丝酵母病在治疗结束后 7～14 天、1 个月、3 个月和 6 个月各随访 1 次，3 个月及 6 个月时建议同时进行真菌培养。③细菌性阴道病患者，治疗后无症状者无需常规随访，但对妊娠合并细菌性阴道病需要随访治疗效果。

五、注意事项

（1）病史收集一定要全面，以便全面评估疾病可能的感染途径。

（2）对有明显诱因的阴道炎，应了解医师的治疗方案，积极配合消除诱因，包括治疗糖尿病，及时停用广谱抗生素、雌激素及类固醇皮质激素等，完成相关护理。

（3）对妊娠合并阴道炎患者的用药应高度关注，若为妊娠合并滴虫阴道炎，在应用甲硝唑等药物治疗时，应了解是否已取得患者和家属的知情同意；若为妊娠合并外阴阴道假丝酵母病的患者，应禁用口服唑类药物。

（4）对复发性外阴阴道假丝酵母病实施治疗前，应查看有无真菌培养确诊结果，治疗期间应关注定期复查监测疗效，密切观察药物不良反应，一旦发现不良反应，立即通知医师，确定是否停药。

（5）滴虫阴道炎可合并其他性传播疾病，治疗护理中应注意患者有无其他性传播疾病，做好相应的防护。

第二节　功能失调性子宫出血

一、概述

(一)定义

功能失调性子宫出血简称功血，是指由于生殖内分泌轴功能紊乱造成的异常子宫出血。功血分为无排卵性和排卵性两大类，分别称为无排卵性功血和排卵性月经失调。功血是一种常见的妇科疾病，可发生于月经初潮到绝经期的任何年龄。其中无排卵性功血约为85‰。

(二)主要发病机制

1.无排卵性功血

当机体受内部和外界各种因素影响时，可通过大脑皮层和中枢神经系统引起下丘脑-垂体-卵巢轴功能调节或靶细胞效应异常而导致月经失调。①青春期功血：由于下丘脑-垂体-卵巢轴调节功能尚未健全而发生；②绝经过渡期功血：由于卵巢功能不断衰退，卵巢对垂体促性腺激素的反应低下，卵泡发育受阻而不能排卵；③各种原因引起的无排卵均可导致子宫内膜受单一雌激素刺激且无孕酮对抗，发生雌激素突破性出血或撤退性出血；④与子宫内膜出血自限机制缺陷有关。

2.排卵性月经失调

（1）因子宫内膜纤溶酶活性过高或前列腺素血管舒缩因子分泌比例失调，或因为分泌期子宫内膜雌激素受体、孕激素受体高于正常致月经过多。

（2）因黄体功能异常或排卵前后激素水平波动致月经周期间出血。

(三)治疗原则

功血的一线治疗是药物治疗。青春期及生育年龄无排卵性功血患者以止血、调整周期、促排卵为主;绝经过渡期患者以止血、调整周期、减少经量、防止子宫内膜病变为原则。

二、护理评估

(一)健康史

1.一般资料

年龄、月经史(包括月经周期、经期及经量变化、有无痛经等)、婚育史,若为育龄女性应询问避孕措施。

2.既往疾病史

全身及生殖系统相关疾病,如肝脏疾病、血液病、高血压、代谢性疾病等。

3.特殊治疗史

是否使用过激素类药物。

4.现病史

详细了解本次异常子宫出血的类型、发病时间、病程经过、流血前有无停经史及以往治疗经过。

(二)生理状况

1.症状

子宫不规则出血及贫血。特点是月经周期紊乱、经期长短不一、经量不定甚至大出血。根据出血特点分为以下几种类型。①月经过多:周期规则,但经量过多(>80 mL)或经期延长(>7 天);②子宫不规则出血过多:周期不规则,经期延长,经量过多;③月经过频:月经频发,正常周期缩短,<21 天。

2.体征

肥胖或消瘦;体格检查常有贫血、甲减、甲亢、多囊卵巢综合征及出血性疾病的阳性体征;妇科检查见出血来自宫颈管内。

3.辅助检查

(1)实验室检查:全血细胞计数确定有无贫血及血小板减少;凝血功能检查,包括凝血酶原时间、部分促凝血酶原时间、血小板计数、出凝血时间等,排除凝血和出血功能障碍性疾病;尿妊娠试验或人绒毛膜促性腺激素检测,排除妊娠及妊娠相关性疾病;血清性激素测定,适时测定孕酮水平,以确定有无排卵及黄体功能。

(2)盆腔 B 型超声检查:了解子宫内膜的厚度及回声,以明确有无宫腔占位性病变及其他生殖道器质性疾病。

(3)基础体温测定:不仅有助于判断有无排卵,还可提示黄体功能不足(体温升高天数≤11天)、子宫内膜不规则脱落(高相期体温下降缓慢伴经期出血)。当基础体温呈双相,月经间期出现不规则出血时,可了解出血是否在卵泡期、排卵期或黄体期。基础体温呈单相型,提示无排卵。

(4)诊断性刮宫:目的是止血和明确子宫内膜病理学诊断。

(5)子宫内膜活组织检查:判断子宫内膜增生类型,排除子宫内膜器质性病变。

(6)宫腔镜检查:在宫腔镜直视下,直接观察子宫内膜情况,选择病变区进行活检,可诊断各种宫腔内病变。

(三)高危因素

1.体质情况

营养失调、代谢紊乱致肥胖或消瘦。

2.精神行为

精神紧张、情绪打击、过度劳累、酗酒及环境改变等引起神经内分泌调节功能紊乱。

3.全身或生殖系统疾病

肝病、血液病、糖尿病、甲亢、甲减、贫血、多囊卵巢综合征等。

4.遗传与发育问题

淋巴结、甲状腺、乳房、卵巢发育不良。

5.药物影响

服用干扰排卵的药物或抗凝药物。

(四)心理-社会因素

1.对健康问题的感受

是否存在因害羞或其他顾虑而不及时就诊。

2.对疾病的反应

担心疾病严重程度,疑有肿瘤而焦虑、不安、恐惧。

3.家庭、社会及经济状况

随着病程延长并发感染或止血效果不佳,大量出血更容易产生恐惧和焦虑,影响身心健康和工作学习。

三、护理措施

(一)一般护理

(1)病房整洁、安静,保持床单位清洁、舒适,注意室内空气流通,避免交叉感染。

(2)测量生命体征,定期巡视病房,细致观察病情变化及治疗反应等,发现异常及时报告医师,做好护理记录和书面交班,危重患者床边交班。

(二)症状护理

1.贫血

患者需要保证充足的睡眠和休息,避免过度疲劳和剧烈运动,出血量较多者应卧床休息,加强营养,补充铁剂,严重者需输血。

2.子宫出血

监测生命体征变化,一旦出现出冷汗、发绀、少尿等休克表现,立即让患者取平卧位、吸氧、保暖,迅速建立静脉通道,做好输血前准备(抽血送化验室进行交叉配血);遵医嘱输血、输液,控制好输注速度;尽快做好手术止血准备,如刮宫前消毒及手术器械准备;嘱患者出血期间注意休息,保留会阴垫以便准确估计出血量,保持会阴部清洁、干燥,预防感染。

(三)用药护理

1.合理用药

根据功血的类别、患者的情况及出血的特点,遵医嘱正确使用药物。

(1)雌孕激素联合用药:常用第三代口服避孕药。如去氧孕烯炔雌醇片、复方孕二烯酮片或炔雌醇环丙孕酮片,每次1~2片,每8~12小时1次,血止3天后逐渐减量至每天1片,维持至21天周期结束。止血效果优于单一用药。若用于调整月经周期,则从撤退性出血第5天开始,每天1片,连用21天,1周为撤退性出血间隔,连续3个周期为一疗程,病情反复者,酌情延至6个周期。

(2)单纯雌激素:应用大量雌激素可迅速促进子宫内膜生长,短期内修复创面而止血,适用于急性大量出血时。常用药物有苯甲酸雌二醇、结合雌激素(针剂)。苯甲酸雌二醇:初剂量3~4 mg/d,分2~3次肌内注射。若出血明显减少,则维持;若出血未见减少,则加量。结合雌激素(针剂):25 mg静脉注射,可4~6小时重复1次,一般用药2~3次,次日应给予口服结合雌激素(片剂)3.75~7.5 mg/d,并按每3天减量1/3逐渐减量。

(3)单纯孕激素:也称"子宫内膜脱落法"或"药物刮宫",停药后短期内即有撤退性出血。适用于体内已有一定雌激素水平、血红蛋白水平>80 g/L、生命体征稳定的患者。合成孕激素分两类,常用17α-羟孕酮衍生物(甲羟孕酮、甲地孕酮)和19-去甲基睾酮衍生物(炔诺酮等)。以炔诺酮为例,首剂量5 mg,每8小时 1 次,2～3 天止血后每隔 3 天递减 1/3 量,直至维持量每天 2.5～5.0 mg,持续用至血止后 21 天停药,停药后 3～7 天发生撤退性出血。也可用左炔诺酮 1.5～2.25 mg/d,血止后按同样原则减量。

(4)雌孕激素序贯疗法:又称人工周期,即模拟自然月经周期中卵巢的内分泌变化,序贯应用雌、孕激素,使子宫内膜发生相应变化,引起周期性脱落。适用于青春期、生育年龄功血,内源性雌激素水平较低患者。应于性激素止血后调整月经周期。从撤退性出血第 5 天开始,生理替代全量为妊马雌酮 1.25 mg 或戊酸雌二醇 2 mg,口服,每晚 1 次,连用 21 天,于服药的第 11 天起加用醋酸甲羟孕酮,每天 10 mg,连用 10 天。连续 3 个周期为一疗程。若正常月经仍未建立,应重复上述序贯疗法。

(5)促排卵药物:功血患者经上述周期调整药物治疗几个疗程后,部分患者可恢复自发排卵。青春期一般不提倡使用促排卵药,有生育要求的无排卵不孕患者,可针对病因采取促排卵。常用药物有氯米芬、人绒毛膜促性腺激素、人绝经期促性腺激素、促性腺激素释放激素。

(6)辅助治疗:氨甲环酸 1 g,2～3 次/天,或酚磺乙胺、维生素 K;丙酸睾酮,对抗雌激素;补充凝血因子,矫正凝血功能;给予铁剂或叶酸,矫正贫血;应用抗生素,预防感染。

2.用药观察

用药期间应仔细观察患者阴道流血情况,判断用药效果。

(四)手术护理

1.了解手术指征

(1)诊断性刮宫术:适用于病程长的已婚育龄期女性或围绝经期女性,未婚者不宜选用;急性大出血或存在子宫内膜癌高危因素的功血患者。

(2)子宫内膜切除术:适用于经量多的绝经过渡期功血和经激素治疗无效且有生育要求的生育期功血。

(3)子宫切除术:药物治疗效果不佳,在了解所有治疗功血可行方法后,患者和家属知情选择,接受子宫切除。

2.手术前准备

(1)饮食护理:外阴、阴道手术及恶性肿瘤手术或可能涉及肠道的手术,术前 3 天进无渣半流质饮食,术前一天进流质饮食,手术前 8 小时禁食,术前 4 小时禁饮。

(2)皮肤准备:腹部手术备皮范围是上起剑突水平,两侧至腋中线,下至大腿内上侧 1/3 及会阴部。阴道手术上起耻骨联合上 10 cm，两侧至腋中线，下至外阴部、肛门周围、臀部及大腿内侧上 1/3。腹腔镜手术患者重点做好脐周清洁，清除脐窝污垢。

（3）肠道准备：清洁肠道应遵医嘱于术前 3 天、术前 1 天、手术当天灌肠或清洁灌肠，也可以口服缓泻剂代替多次灌肠。

（4）阴道准备：遵医嘱术前 1 天或 3 天行阴道冲洗或擦洗，每天 1～2 次。

3.手术后护理

（1）床边交班：术毕返回病房，责任护士向手术室护士及麻醉师详细了解术中情况，包括麻醉类型，手术范围，术中出血量、尿量、用药情况，有无特殊注意事项等；及时为患者测量血压、脉搏、呼吸；观察患者神志；检查输液、腹部伤口、引流管、背部麻醉管、镇痛泵、阴道流血情况等，认真做好床边交班并详细记录。

（2）术后体位：术后回病房根据麻醉方式决定体位，硬膜外麻醉者去枕平卧 6～8 小时，全麻患者未清醒时应去枕平卧，头偏向一侧。然后根据不同手术指导患者采取不同体位。

（3）监测生命体征：通常术后每 15～30 分钟测量一次脉搏、呼吸、血压，观察患者神经活动和精神状态，4～6 小时平稳后可根据手术大小及病情改为每 4 小时 1 次或遵医嘱监测并记录。

（4）饮食护理：术后 6 小时禁食、禁饮，根据病情遵医嘱开始进食流质，然后半流质饮食，最后过渡到普食。

（5）伤口护理：观察伤口有无渗血、渗液或敷料脱落情况，有无阴道流血，发现异常应报告医师及时处理。

（6）导尿管护理：保持导尿管通畅，观察并记录尿量、颜色、性质，手术当天每小时尿量应不少于 100 mL，如有异常，及时通知医师。根据手术范围及病情术后留置导尿管 1～14 天，保持会阴清洁，每天 2 次会阴擦洗，防止发生泌尿系统感染，导尿管拔除后 4～6 小时应督促并协助患者自行排尿，以免发生尿潴留。

（7）引流管护理：包括盆、腹腔引流管，可经腹部或阴道放置，合理固定引流管，注意保持引流管通畅，避免扭曲、受压及脱落，注意观察引流液的颜色、性状及量并做好记录。一般 24 小时内引流液不超过 200 mL，性状应为淡血性或浆液性，引流量逐渐减少。根据引流量，一般留置引流管 24～48 小时，引流量＜10 mL 便可拔除。拔管后，注意观察置管伤口的愈合情况。

（8）活动指导：鼓励尽早下床活动，暂时不能下床的患者需勤翻身、四肢适当活动，可以改善胃肠功能，预防或减轻腹胀，协助并教会患者做踝足运动，预防静脉血栓的发生。术后第一次下床的患者起床需缓慢,有护士或家属陪护,防止因直立性低血压引起晕厥。

（9）疼痛护理:伤口疼痛,通常术后 24 小时内最为明显,可以更换体位减轻伤口张力,遵医嘱给予止痛药;腹腔镜手术术后 1～2 天因二氧化碳气腹可引起双肋部及肩部疼痛,即串气痛,多可自行缓解,适当活动四肢可减轻症状,必要时使用镇痛剂。

（10）腹胀护理:如出现腹胀不能缓解,可采取肛管排气、肌内注射新斯的明、"1、2、3"溶液灌肠等护理措施。

（五）心理护理

（1）鼓励患者表达内心感受,耐心倾听,针对性解释疾病与健康的问题。

（2）及时提供更多疾病相关信息,使患者摆脱焦虑,树立信心;使用放松技术,如看电视、听音乐等分散注意力,调整情绪。

（3）与家属沟通,让其多关心患者,尤其对不孕患者,更要鼓励患者放松思想,减少精神压力,提供心理支持。

四、健康指导

（1）向患者讲解功血的病因、治疗方法及效果,告知及时就诊和规范治疗的重要性。

（2）用药指导:对应用性激素药物的患者,告知服药期间不得漏服及随意停药,否则会出现不规则出血,影响治疗效果。

（3）性生活指导:告知患者在出血期间要避免性生活。

（4）饮食指导:指导患者加强营养,按照患者的饮食习惯,制订适合于个人的饮食计划,推荐含铁较多的食物如猪肝、豆角、蛋黄、胡萝卜、葡萄干等,保证患者获得足够的营养。

（5）随访指导:对应用人工周期及雌孕激素合并应用调整月经周期的患者,应教会其服药的方法及注意事项,有条件可进行追踪随访,告知患者,若服药期间出现不规则阴道流血应及时就诊。

五、注意事项

（一）用药注意事项

（1）准时准量给药,保证药物在体内的稳态浓度,不得随意停服和漏服,避免因药量不足致撤退性出血。

（2）围绝经期女性激素治疗前需刮宫以排除内膜病变。

（3）所有雌激素疗法在血红蛋白增加至 90 g/L 以上后均必须加用孕激素撤退。

（4）有血液高凝或血栓性疾病病史的患者，应禁用大剂量雌激素止血。

（5）应用口服性激素的潜在风险应予注意，有血栓性疾病、心脑血管疾病高危因素及 40 岁以上吸烟女性不宜应用。

（二）手术注意事项

1.诊断性刮宫术

对无性生活史的青少年患者，仅适用于大量出血且药物治疗无效需立即止血或检查子宫内膜组织学者。刮宫时间：无排卵性功血应于月经前 3～7 天或月经来潮 6 小时内刮宫，以确定排卵或黄体功能；排卵性功血应在月经期第 5～6 天进行；不规则流血者可随时进行刮宫。详细记录刮出物的性质和量并及时送病检。

2.子宫内膜切除术

术前 1 个月可口服达那唑 600 mg，每天 1 次，使内膜萎缩，子宫体积缩小，减少血管再生，使手术时间缩短，出血减少，增加手术安全性。

3.子宫切除术

因功血行子宫切除术，应征得患者及家属充分的知情同意。

第三节　早　　产

一、概述

（一）定义及发病率

早产指妊娠期满 28 周至不足 37 周（196～258 天）间分娩者。此时娩出的新生儿称为早产儿，体重为 1 000～2 499 g。早产儿各器官发育不够健全，出生孕周越小，体重越轻，其预后越差。我国早产占分娩总数的 5％～15％。出生 1 岁以内死亡的婴儿约 2/3 为早产儿。随着早产儿的治疗和监护手段不断进步，其生存率明显提高，伤残率下降，有些国家已将早产时间的下限定义为妊娠 24 周或 20 周等。

(二)主要发病机制

(1)孕酮撤退。

(2)缩宫素作用。

(3)蜕膜退化。

(三)处理原则

若胎儿存活,无胎儿窘迫、胎膜早破,通过休息和药物治疗控制宫缩,尽量维持妊娠至足月;若胎膜已破,早产已不可避免时,则应尽可能地预防新生儿合并症以提高早产儿的存活率。

二、护理评估

(一)健康史

详细了解妊娠经过、孕产史及家族史。

(二)生理状况

1.症状

凡妊娠满 28 周至不足 37 周,出现规律宫缩(指每 20 分钟 4 次或每 60 分钟内 8 次)。

2.体征

宫颈进行性改变:①宫颈扩张 1cm 以上;②宫颈容受≥80%。

3.辅助检查

(1)产科检查:核实孕周,评估胎儿成熟度、胎方位等,观察产程进展,确定早产进程。

(2)实验室检查:阴道分泌物的生化指标检测、宫颈分泌物培养。

(3)影像学检查:经阴道超声测量宫颈管≤20 mm 或伴有宫口扩张;腹部超声胎盘及羊水。

(三)高危因素

(1)有晚期流产及早产史,再发风险高 2 倍。

(2)孕中期阴道超声检查宫颈长度≤25 mm 的孕妇。

(3)有子宫颈手术史者。

(4)孕妇年龄<17 岁或>35 岁。

(5)妊娠间隔过短的孕妇,两次妊娠时间如控制在 18～23 个月,早产风险相对较低。

(6)孕妇体质指数<19 kg/m²,或孕前体重<50 kg,营养状况差等。

(7)多胎妊娠者,双胎早产率近50%,3胎早产率高达90%。

(8)辅助生殖技术助孕者。

(9)胎儿及羊水量异常者。

(10)有妊娠并发症或合并症者,如并发重度子痫前期、子痫、产前出血、妊娠期肝内胆汁淤积症、妊娠期糖尿病、并发甲状腺疾病、严重心肺疾病、急性传染病等。

(11)异常嗜好,如烟酒嗜好或吸毒的孕妇。

(四)心理-社会因素

孕妇有无焦虑、抑郁、恐惧、依赖等心理问题及对早产的认识程度和家庭支持度。

三、护理措施

(一)一般护理

(1)病房整洁、安静,保持床单位清洁、舒适,注意室内空气流通,避免交叉感染。

(2)测量生命体征,定期巡视病房,细致观察病情变化及治疗反应等,发现异常及时报告医师,做好护理记录和书面交班,危重患者床边交班。

(3)早产预防:孕妇良好的身心状况可减少早产的发生,突然的精神创伤亦可诱发早产,因此,应做好孕期保健工作,指导孕妇加强营养,保持平静的心情。避免诱发宫缩的活动,如抬举重物、性生活等。高危孕妇必须多卧床休息,以左侧卧位为宜,以增加子宫血液循环,改善胎儿供氧,慎做肛查和阴道检查等,积极治疗合并症,宫颈内口松弛者应于14~16周或更早些时间行宫颈环扎术,防止早产的发生。

(二)产程观察

(1)严密观察产妇宫缩情况,必要时检查宫口扩张、先露下降及胎膜破裂情况并做好记录。

(2)加强胎心监护。

(3)分娩镇痛以硬脊膜外阻滞麻醉镇痛相对安全。

(4)不提倡常规会阴侧切。

(5)不支持没有指征应用产钳。

(三)用药护理

1.宫缩抑制剂

(1)钙通道阻断剂:硝苯地平,口服,起始剂量为 20 mg,然后每次 10~20 mg,每天 3~4 次,根据宫缩情况调整,可持续 48 小时。服药中注意观察血压,防止血压过低。

(2)前列腺素合成酶抑制剂:吲哚美辛,经阴道或直肠给药,也可口服,起始剂量为 50~100 mg,然后每 6 小时给 25 mg,可维持 48 小时。不良反应:在母体方面主要为恶心、胃酸反流、胃炎等;在胎儿方面,妊娠 32 周前使用或使用时间不超过 48 小时,则不良反应较小;否则可引起胎儿动脉导管提前关闭,也可因减少胎儿肾血流量而使羊水量减少,因此,妊娠 32 周后用药,需要监测羊水量及胎儿动脉导管宽度。当发现胎儿动脉导管狭窄时立即停药。禁忌证:孕妇血小板功能不良、出血性疾病、肝功能不良、胃溃疡、有对阿司匹林过敏的哮喘病史。

(3)β_2-肾上腺素能受体兴奋剂:利托君,静脉滴注,起始剂量 50~100 $\mu g/min$,每 10 分钟可增加剂量 50 $\mu g/min$,至宫缩停止,最大剂量不超过 350 $\mu g/min$,共 48 小时。使用过程中应密切观察心率和主诉,如心率超过 120 次/分,或诉心前区疼痛则停止使用。不良反应:在母体方面主要有恶心、头痛、鼻塞、低血钾、心动过速、胸痛、气短、高血糖、肺水肿,偶有心肌缺血等;胎儿及新生儿方面主要有心动过速、低血糖、低血钾、低血压、高胆红素,偶有脑室周围出血等。用药禁忌证有心脏病、心律失常、糖尿病控制不满意、甲亢者。2012 年美国妇产科医师协会早产处理指南推荐以上 3 种药物为抑制早产宫缩的一线用药。

(4)缩宫素受体拮抗剂:阿托西班,静脉滴注,起始剂量为 6.75 mg 1 分钟,继之 18 mg/h 维持 3 小时,接着 6 mg/h 持续 45 小时。不良反应轻微,无明确禁忌,但价格较昂贵。

(5)不推荐 48 小时后的持续宫缩抑制剂治疗。

(6)尽量避免联合使用 2 种或以上宫缩抑制剂。

2.硫酸镁的应用

推荐妊娠 32 周前早产者常规应用硫酸镁作为胎儿中枢神经系统保护剂治疗。硫酸镁不但能降低早产儿脑瘫的风险,而且能减轻妊娠 32 周早产儿的脑瘫程度。32 周前的早产临产,宫口扩张后用药,负荷剂量 4.0 g 静脉滴注,30 分钟滴完,然后以 1 g/h 维持至分娩。美国妇产科医师协会指南无明确剂量推荐,但建议应用硫酸镁时间不超过 48 小时。禁忌证:孕妇患肌无力、肾衰竭。应用前及使用过程中应监测呼吸、膝反射、尿量,24 小时总量不超过 30 g。

3.糖皮质激素促胎肺成熟

所有妊娠 $28\sim34^{+6}$ 周的先兆早产应当给予一个疗程的糖皮质激素。应用地塞米松 6 mg 肌内注射,每 12 小时重复 1 次,共 4 次;若早产临产,来不及完成整个疗程,也应给药。降低新生儿死亡率、呼吸窘迫综合征、脑室周围出血、坏死性小肠炎的发病率以及缩短新生儿入住重症监护室的时间。

4.抗感染治疗

对胎膜完整的早产,使用抗生素不能预防早产,除非分娩在即而下生殖道 β 型溶血性链球菌检测阳性,否则不推荐应用抗生素;对未足月胎膜早破者,预防性使用抗生素。

(四)心理护理

(1)为孕产妇提供心理支持,加强陪伴以减少产程中的孤独感、无助感。

(2)积极应对,可安排时间与孕妇进行开放式讨论。

(3)帮助建立母亲角色,接纳婴儿,为母乳喂养做准备。

四、健康指导

(1)保胎期间,卧床休息,尽量左侧卧位,注意个人卫生,预防感染。

(2)告知孕妇相关治疗药物的作用及不良反应。

(3)指导自测胎动的方法,定期间断低流量吸氧。

(4)讲解临产征兆,指导孕妇如何积极配合治疗,预防早产。

(5)讲解早产儿母乳喂养的重要性,指导产妇进行母乳的喂养。

(6)讲解产后自我护理和护理早产儿的相关知识。

五、注意事项

(1)分娩时,适当延长 30~120 秒后断脐带,以减少新生儿输血的需要,预防新生儿脑室内出血。

(2)分娩后,如果新生儿情况允许,应进行早期皮肤接触和早吸吮,注意早产新生儿保暖。

(3)应急处理:早产儿窒息复苏,需要转诊时,做好转诊准备。

第四节　前　置　胎　盘

一、概述

(一)定义及发病率

正常妊娠时胎盘附着于子宫体部的前壁、后壁或侧壁。妊娠 28 周后,若胎盘附着于子宫下段、下缘达到或覆盖宫颈内口,位置低于胎先露部,称为前置胎盘。前置胎盘是妊娠晚期严重并发症之一,也是妊娠晚期阴道流血最常见的原因。其发病率国外报道 0.5%,国内报道前置胎盘发生率为 0.24%～1.57%。按胎盘边缘与宫颈内口的关系,将前置胎盘分为 4 种类型:完全性前置胎盘、部分性前置胎盘、边缘性前置胎盘、低置胎盘。妊娠中期超声检查发现胎盘接近或覆盖宫颈内口时,称为胎盘前置状态。

(二)主要发病机制

由于人工流产、多胎妊娠、经产妇等原因,胎盘需要扩大面积吸取营养,以供胎儿需求的胎盘面积扩大导致的前置胎盘,以及孕卵着床部位下移导致胎盘前置。

(三)处理原则

抑制宫缩、止血、纠正贫血和预防感染。根据阴道流血量、有无休克、妊娠周数、产次、胎位、胎儿是否存活、是否临产及前置胎盘类型等综合作出决定。凶险性前置胎盘处理,应当在有条件的医院。

二、护理评估

(一)健康史

除个人健康史外,在孕产史中尤其注意识别有无剖宫产术、人工流产术及子宫内膜炎等前置胎盘的易发因素;此外,妊娠经过中,特别是在孕 28 周后,是否出现无痛性、无诱因、反复阴道流血症状,并详细记录具体经过及医疗处理情况。

(二)生理状况

1.症状

典型症状为妊娠晚期或临产时,发生无诱因、无痛性反复阴道流血。初次出血量一般不多,剥离处血液凝固后,出血停止;也有初次即发生致命性大出血而导致休克的。阴道流血发生孕周迟早、反复发生次数、出血量多少与前置胎盘类型有关。

2.体征

患者一般情况与出血量有关,大量出血呈现面色苍白、脉搏增快微弱、血压下降等休克表现。腹部检查:子宫软,无压痛,大小与妊娠周数相符。由于子宫下段有胎盘占据,影响先露入盆,故胎先露高浮,常并发胎位异常。反复出血或一次出血量过多可使胎儿宫内缺氧,严重者胎死宫内。当前置胎盘附着于子宫前壁时,可在耻骨联合上方闻及胎盘杂音。临产时检查见宫缩为阵发性,间歇期子宫完全松弛。

3.辅助检查

(1)超声检查:推荐使用经阴道超声进行检查。其准确性明显高于经腹超声,并具有安全性。当胎盘边缘未达到宫颈内口,测量胎盘边缘距宫颈内口的距离;当胎盘边缘覆盖了宫颈内口,测量超过宫颈内口的距离,精确到毫米。

(2)MRI 检查:有条件的医院,怀疑合并胎盘植入者,可选择 MRI 检查。与经阴道超声检查相比,MRI 对胎盘定位无明显优势。

(三)高危因素

前置胎盘的高危因素包括流产史、宫腔操作史、产褥期感染史、高龄、剖宫产史;吸烟;双胎妊娠;妊娠 28 周前超声检查提示胎盘前置状态等。

(四)心理-社会因素

患者的一般情况与出血量的多少密切相关。大量出血时可见面色苍白、脉搏细速、血压下降等休克症状。孕妇及其家属可因突然阴道流血而感到恐惧或焦虑,既担心孕妇的健康,又担心胎儿的安危,可能表现为恐慌、紧张、手足无措等。

三、护理措施

(一)一般护理

1.保证休息,减少刺激

孕妇需住院观察,阴道流血期间绝对卧床休息,尤以左侧卧位为佳,血止后可适当活动。并定时间断吸氧,每天 3 次,每次 1 小时,以提高胎儿血氧供应。此外,还需避免各种刺激,以减少出血机会。医护人员进行腹部检查时动作要轻柔,禁做阴道检查及肛查。

2.检测生命体征,及时发现病情变化

严密观察并记录孕妇生命体征,阴道流血的量、色、时间及一般状况,监测胎儿宫内状态,按医嘱及时完成实验室检查项目,并交叉配血备用。发现异常及时报告医师并配合处理。

(二)症状护理

1.纠正贫血

除口服硫酸亚铁、输血等措施外,还应加强饮食营养指导,建议孕妇多食高蛋白以及含铁丰富的食物,如动物肝脏、绿叶蔬菜以及豆类等。一方面有助于纠正贫血,另一方面还可增强机体抵抗力,同时也促进胎儿发育。

2.预防产后出血和感染

产妇回病房休息时严密观察产妇的生命体征及阴道流血情况,发现异常及时报告医师处理,以防止或减少产后出血。及时更换会阴垫,以保持会阴部清洁、干燥。胎儿娩出后,及早使用宫缩剂,以预防产后大出血;对新生儿严格按照高危儿护理。

3.紧急转运

如患者阴道流血多,怀疑凶险性前置胎盘,本地无医疗条件处理,应建立静脉通道,输血、输液、止血,抑制宫缩,由有经验的医师护送,迅速转到上级医疗机构治疗。

(三)用药护理

在期待治疗过程中,常伴发早产。对于有早产风险的患者可酌情给予宫缩抑制剂,防止因宫缩引起的进一步出血,赢得促胎肺成熟的时间。常用药物有硫酸镁、β-受体激动剂、钙离子通道阻滞剂、非甾体抗炎药、缩宫素受体抑制剂等。

在使用宫缩抑制剂的过程中,仍有阴道大出血的风险,应做好随时行剖宫产手术的准备。值得注意的是,宫缩抑制剂与肌肉松弛药有协同作用,可加重肌肉松弛药的神经肌肉阻滞作用,增加产后出血的风险。

糖皮质激素的使用:若妊娠<34周,应促胎肺成熟。应参考早产的相关诊疗指南。

除口服硫酸亚铁、输血等措施外,还应加强饮食营养指导,建议孕妇多食高蛋白以及含铁丰富的食物,如动物肝脏、绿叶蔬菜以及豆类等。一方面有助于纠正贫血,另一方面还可增强机体抵抗力,同时也促进胎儿发育。

(四)心理护理

帮助孕妇了解前置胎盘发病机制、症状、体征和辅助检查内容,引导孕妇能以最佳身心状态接受手术及分娩的过程。

四、健康指导

护士应加强对孕妇的管理和宣教。指导围孕期女性避免吸烟、酗酒、吸食毒品等不良行为,避免多次刮宫、引产或宫内感染,防止多产,减少子宫内膜损伤或子宫内膜炎。加强孕期管理,按时产前检查,进行正确的孕期指导,早期诊断,及时处理。对妊娠期出血,无论量多少均应就医,做到及时诊断,正确处理。

五、注意事项

(1)绝对卧床休息,止血后方可轻微活动。

(2)避免进行增高腹压的活动,如用力排便、频繁咳嗽、下蹲等,避免用手刺激腹部,变换体位时动作要轻缓。

(3)禁止性生活、阴道检查及肛查。

(4)备血,做好处理产后出血和抢救新生儿的准备。

(5)长期卧床者应加强营养,适当肢体活动,给予下肢按摩,定时排便,深呼吸练习等,防止并发症的发生。

第五节　产　后　出　血

一、概述

(一)定义

产后出血是指胎儿娩出后 24 小时内,阴道分娩者出血量超过 500 mL,剖宫产者超过 1 000 mL。产后出血是分娩期的严重并发症,居我国孕产妇死亡原因的首位。本节同时介绍晚期产后出血,即分娩 24 小时后,产褥期内发生的子宫大量出血,称为晚期产后出血,以产后 1~2 周发病最常见。

(二)病因

导致产后出血的主要原因有子宫收缩乏力、胎盘因素、软产道损伤、凝血功能障碍。其中子宫收缩乏力是产后出血最常见的原因,占产后出血总数的70%~80%。

1.子宫收缩乏力

导致子宫收缩乏力的因素包括精神过度紧张、体质虚弱等全身因素,产程延长、前置胎盘、胎盘早剥等产科因素,多胎妊娠、羊水过多、巨大胎儿、子宫肌瘤等子宫因素以及过多使用镇静剂、麻醉剂等药物因素。

2.胎盘因素

胎盘因素包括胎盘滞留、胎盘植入、胎盘部分残留等。

3.软产道损伤

容易导致软产道损伤的因素包括手术助产、急产、巨大胎儿分娩、软产道组织弹性差等。

4.凝血功能障碍

凝血功能障碍包括原发性血小板减少、再生障碍性贫血等原发凝血功能异常以及子痫、死胎、羊水栓塞、胎盘早剥等产科因素所致的继发凝血功能异常。

导致晚期产后出血的常见原因有胎盘及胎膜残留、蜕膜残留、胎盘附着面复旧不全、感染、剖宫产术后子宫切口裂开等,其中胎盘、胎膜残留为阴道分娩最常见的原因。

(三)治疗原则

针对出血原因迅速止血;补充血容量,纠正失血性休克;防治感染。

二、护理评估

(一)健康史

详细了解分娩经过,了解有无多胎妊娠、羊水过多、重症肝炎、精神过度紧张等,有无软产道裂伤、胎盘植入等。

(二)生理状况

1.产后出血的症状与体征

(1)症状:阴道大量流血,伴有面色苍白、出冷汗,主诉口渴、头晕、心慌、寒战等。若胎儿娩出后立即发生阴道流血,色鲜红能自凝,应考虑软产道裂伤;若胎儿娩出后数分钟发生阴道流血,色暗红,应考虑胎盘因素;若胎盘娩出后阴道流血,色暗红,子宫质软,子宫底扪不清,应考虑子宫收缩乏力;若阴道持续流血,且血液不能自凝,应考虑凝血功能障碍。失血表现明显但阴道流血不多者,应警惕阴道血肿的可能。剖宫产者,表现为胎盘剥离面广泛出血或切口裂伤处持续出血。

（2）体征：血压下降、脉搏细速，子宫收缩乏力性出血者，子宫轮廓不清，经按摩后子宫质地变硬，且按摩时伴有大量阴道流血。

2.晚期产后出血的症状与体征

（1）症状：胎盘、胎膜残留以及蜕膜残留者出血多发生在产后 10 天左右，表现为血性恶露持续时间延长，反复出血或突然大量出血；胎盘附着面复旧不全者多发生于产后 2 周左右，表现为反复多次阴道流血或突然大量阴道流血；剖宫产术后切口愈合不良或裂开者，多发生在术后 2～3 周，表现为急性大量出血，严重者可发生休克。常伴有腹痛、发热、恶露异常等感染症状。

（2）体征：子宫大而软，宫口松弛，阴道及宫口可有血块堵塞或见残留组织；感染者子宫压痛明显。

3.辅助检查

（1）产科检查：评估子宫收缩情况及宫底高度。

（2）出血量的估计：方法有称重法、容积法、面积法、休克指数法等。

（3）实验室检查：血常规，出、凝血时间，凝血酶原时间及纤维蛋白原测定。

（4）B 型超声：晚期产后出血时可了解子宫大小、宫腔内有无残留物以及子宫切口愈合情况。

（5）血 β-人绒毛膜促性腺激素测定：晚期产后出血者了解有无胎盘残留或滋养细胞疾病。

（6）病理检查：晚期产后出血者的宫腔刮出物送病理检查，了解有无蜕膜、绒毛组织等，协助诊断。

（三）心理-社会因素

评估产妇及家属有无惊慌、恐惧等心理问题及对治疗和护理的配合程度。

（四）高危因素

1.产后出血的高危因素

（1）产妇精神过度紧张或恐惧者。

（2）临产后过多使用镇静剂、麻醉剂或子宫收缩抑制剂者。

（3）妊娠并发症或合并症者，如前置胎盘、胎盘早剥、妊娠期高血压疾病、多胎妊娠、羊水过多、巨大胎儿、子宫肌瘤、宫内感染等。

（4）胎盘植入或产后胎盘滞留者。

（5）行阴道助产手术者。

（6）急产或软产道组织弹性差者。

（7）合并凝血功能障碍性疾病者,如原发性血小板减少、再生障碍性贫血、重症肝炎等。

（8）羊水栓塞、重度子痫、死胎等可引起弥散性血管内凝血,从而导致产后出血。

2.晚期产后出血的高危因素

（1）胎盘植入者。

（2）前置胎盘者。

（3）卫生习惯不良者。

（4）胎膜早破、产程延长以及多次行阴道检查者。

（5）术中出血多导致贫血者。

（6）多次剖宫产史者。

（7）剖宫产横切口选择过高或过低者。

（8）剖宫产切口缝合不当者。

三、护理措施

(一)一般护理

除产科一般护理外,还应鼓励产妇多食高蛋白、富含铁和维生素的食物,如牛奶、鸡蛋、瘦肉、绿叶蔬菜、水果等,少量多餐。晚期产后出血者,若有组织物排出,应保留并送病理检查。

(二)止血的护理

1.子宫收缩乏力性出血

可通过按摩子宫、使用宫缩剂、宫腔内填塞纱条、结扎血管等进行止血,必要时切除子宫。

2.胎盘因素所致出血

胎盘已剥离但尚未娩出者,可挤压宫底,牵引脐带协助胎盘娩出;胎盘粘连者,可徒手剥离胎盘后协助娩出;胎盘、胎膜残留者,可行刮宫术;胎盘植入者,应及时做好子宫切除术的准备。

3.软产道损伤所致出血

应及时缝合裂伤处。有软产道血肿者,应切开血肿,清除积血,再缝合止血。

4.凝血功能障碍所致出血

尽快输注新鲜全血,补充血小板、纤维蛋白原、凝血因子等。

(三)失血性休克的护理

对产后失血过多者,应及早补充血容量;对失血多甚至发生休克者,应保持环境安静,协助产妇取平卧位,吸氧、保暖,严密观察并详细记录产妇的意识状态、皮肤颜色、血压、脉搏、呼吸及尿量,建立静脉通道并遵医嘱输血、输液;观察子宫收缩情况及会阴部切口情况,遵医嘱应用抗生素预防感染。

(四)用药护理

遵医嘱使用抗生素预防感染,特别是晚期产后出血,常用青霉素、头孢菌素类抗生素,待病原菌和药敏试验结果明确后,改用敏感抗生素。

(五)心理护理

产后出血导致产妇体质虚弱,活动无耐力,护理人员应主动关心产妇,增加其安全感,并鼓励产妇说出内心的感受。

四、健康指导

(1)指导产妇加强营养,促进产后康复。

(2)讲解产褥期护理知识,告知产后复查的时间、意义等。

(3)告知产妇产褥期内禁止盆浴、性生活,同时强调产后避孕知识。

(4)指导产妇观察恶露情况,警惕晚期产后出血的发生。

五、注意事项

(1)入院时做好全面评估,识别发生产后出血的高危因素,对症处理。

(2)分娩过程中,高度重视发生产后出血的四大原因,鉴别每种原因所致出血的特点,及早对症处理。

(3)分娩后,除观察子宫收缩及阴道流血情况外,应特别重视产妇主诉如口渴等。

第四章 儿科护理

第一节 新生儿肺炎

一、疾病概述

新生儿肺炎以弥漫性肺部病变及不典型的临床表现为其特点,可分为吸入性肺炎和感染性肺炎,临床以感染性肺炎较为常见。新生儿肺炎需及早诊断,延误治疗会引起呼吸窘迫甚至窒息。

(一)症状和体征

新生儿肺炎以弥漫性肺部病变及不典型的临床表现为其特点,且与病因相关。详见图4-1。

(二)相关检查指标

1.胸部 X 线检查

其为新生儿肺炎的诊断性依据。肺部纹理增粗,或有点、片状阴影,渗出。

2.血常规、C 反应蛋白、痰培养

对于感染性肺炎患儿,了解感染的病原体。

二、治疗概述

治疗包括:尽快清除分泌物,保暖,必要时予以供氧,纠正酸中毒,应用抗生素等抗感染治疗。

三、护理评估、诊断和措施

(一)家庭基本资料

个人病史:了解到患儿患肺炎的可能病因,如有无乳汁、羊水吸入史。

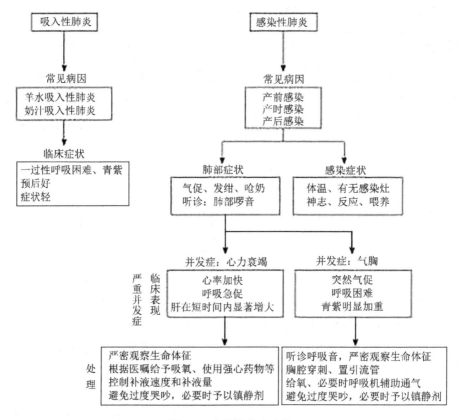

图 4-1　病因及临床症状

（二）活动与运动

呼吸道症状：肺部炎症、感染是导致呼吸道症状的主要原因。临床症状为咳嗽、咳痰，呼吸频率增快；听诊有湿音、痰鸣音，可伴随发热；胸部摄片有肺纹理改变、渗出、心缘模糊等；痰液、血培养能找出致病菌；严重时有呼吸困难，经皮氧饱和度下降。

1.相关因素

新生儿喂养不当造成的乳汁吸入、出生后羊水吸入、感染和肺部炎症。

2.护理诊断

清理呼吸道无效：轻中度感染，以痰液增多为主的呼吸道症状。气体交换受损：重度感染或伴有呼吸或心力衰竭合并症时，以肺部气体交换功能降低为主呼吸道症状。

3.护理措施

轻中度感染患儿，痰液能及时清除，呼吸平稳，呼吸音略粗；重度感染患儿，在辅助通气下呼吸平稳,神志清,氧饱和度≥85%。

(1)评估生命体征,开放气道,给予舒适体位。遵医嘱给予吸痰,清除气道分泌物,评估痰液的色、质、量。

(2)拍背,翻身,必要时遵医嘱给予胸部物理治疗、雾化吸入。

(3)对于呼吸困难的患儿,遵医嘱给予吸氧;对于重度感染的患儿,易引起呼吸衰竭、心力衰竭、气胸等严重并发症,应动态监测患儿的生命体征、血气分析结果,识别并发症的早期临床症状,做好急救准备。

(三)营养与代谢

发热:是感染性肺炎的常见症状。肺部炎症可致新生儿体温的升高,同时新生儿体温中枢发育不完善,调节能力差,过多的包被可加重体温升高,并加重呼吸浅促。

1.相关因素

肺部炎症、包被过多、新生儿体温中枢调节能力差。

2.护理诊断

体温过高。

3.护理措施

6 小时内维持体温稳定:36.5～37.5 ℃。

(1)每 4 小时一次测体温、脉搏、呼吸,观察患儿神志、反应、有无惊厥。

(2)设置合适的环境温度;松解包被;根据患儿体温,调节暖床/暖箱温度。

(3)给予物理降温,必要时遵医嘱予以退热药物;给患儿温水沐浴/擦浴、换衣,防着凉。

(4)耐心喂养,保证充足的饮食摄入。

(5)遵医嘱及时抽取血培养,并应用抗生素对症治疗。

第二节　先天性心脏病

一、疾病概述

先天性心脏病(以下简称先心病)是由于在胚胎期心脏发育异常致使心血管结构缺陷,导致出生后产生各种临床表现的疾病。目前发生率为 0.8%～1%,是除了早产以外一岁内儿童死亡的主要原因。85%～90%的先心病原因不明,5%～6%有染色体异常,2%和环境因素有关。心脏内由于异常的血流和通道会造成肺血流增多或是减少,或是体循环梗阻的现象,患儿常伴有呼吸道感染、发绀和高血压等问题。简单的缺陷有自愈的可能,但是多种心脏缺陷会一起发生,从而引起心力衰竭,严重者危及生命,30%的患儿要在一岁以内经过外科手术的干预。

目前我国每年有 10 万以上的新生儿患有先心病,随着超声诊断和外科手术、护理的进步,先心病患儿的生存率已经显著提高。

(一)先心病的病因及危险因素

初为人母的年轻母亲常会将孩子罹患先心病的事情归咎为自己的过失,其实大可不必如此。因为目前先心病没有明确的病因。绝大多数的先心病缺乏可靠的依据证明发病的原因,但是有些高危群体应该引起重视(图 4-2)。

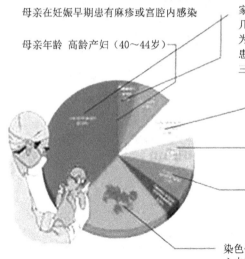

母亲在妊娠早期患有麻疹或宫腔内感染

母亲年龄 高龄产妇（40～44岁）

家族基因相关 如果母亲患有先心病,孩子患先心病的几率为2.5%～18%;父亲患有先心病,孩子患病的几率为1.5%～3%;已经有一个孩子患有先心病,第二个孩子患病的可能为1.5%～5%;既有两个孩子患有先心病,第三个孩子患病的可能为5%～10%。

母亲在妊娠期使用锂盐

母亲患有胰岛素依赖性糖尿病或是红斑狼疮

环境因素 氧气浓度 居住在高山,因二氧化碳浓度高,氧气浓度低,易有动脉导管未闭

染色体异常 如唐氏综合征（DOWN's syndrom）常合并有心内膜垫缺损、房间隔缺损、室间隔缺损、动脉导管未闭。性染色体异常如特纳综合征（TURNER's syndrom）常合并有主动脉缩窄

图 4-2 先心病病因和相关因素

(二)分类

1.依据心脏内血液的分流方向分类

(1)左向右分流(L→R):无发绀,且通向肺血流的血量增加。

(2)右向左分流(R→L):此时因静脉血流经肺减少,未经过肺的氧合,直接流入体循环,有发绀。

（3）无分流型（L≠R）：无左右心内血流交通现象。但是心脏的结构的缺陷可以引起心脏功能不全。

2.根据有无发绀现象分类

（1）发绀型：法洛四联症、肺动脉狭窄、埃布斯坦畸形、艾森曼格综合征、房室通道畸形、大血管转位、主动脉弓中断。

（2）非发绀型：动脉导管未闭、房间隔缺损、室间隔缺损、主动脉缩窄、主动脉（瓣）狭窄。

（三）儿童先心病的病理进展

儿童先心病的病理进展（图 4-3）。

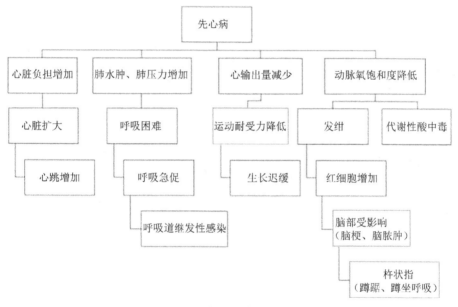

图 4-3　先心病的病理进展

1.生长迟缓和运动耐受力降低

因营养摄取不当和氧供应不足。

2.呼吸道继发性感染

其是肺部血管充血的结果,使其易受病毒或细菌的侵入和滋生。

3.呼吸困难

肺部阻力增加而使肺无法做适当的氧气交换。因代偿功能,有呼吸急促的现象。

4.心搏增加

因心脏通过增加心跳的速率,来增加心排血量的结果。

5.发绀

皮肤的血管中含有去氧的血红素高于 50 g/L 的结果,尤其是微血管。

6.红细胞增加

红细胞增多症,血中红细胞增多,红细胞比容＞50%。因动脉的血氧减少致组织缺氧,故刺激红细胞的生成,会增加血液的黏稠度而增加心脏的负荷或形成血栓。

7.杆状指

因缺氧引起软组织的纤维化及肥大,亦可能是为了要增加血流供应而有微血管增生的现象。

8.脑部的缺氧症状

昏厥、意识障碍、抽搐。

9.蹲踞、蹲坐呼吸

蹲踞、蹲坐呼吸是患儿自觉的代偿方式,腿部弯曲压迫下肢血管,可减少下肢含氧量低的静脉血进入右心室;同时增加外周血管阻力,升高主动脉血压,增加左→右分流的血量,增加肺血流量,改善缺氧。

二、治疗概述

无论何种先心病一旦发现就应该定期随访,一旦有影响健康的临床表现出现就应该积极治疗,做好手术准备,以免疾病的进展延误手术机会。治疗方法如图 4-4。

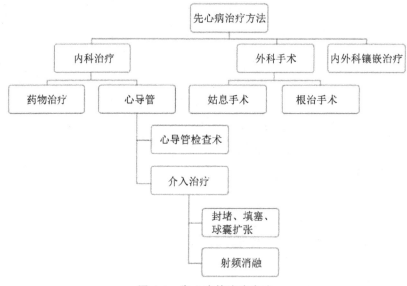

图 4-4　先心病的治疗方法

(一)常见先心病姑息手术与并发症

详见表 4-1。

表 4-1　先心病姑息手术与并发症

手术名称	目的	并发症
上腔静脉与右肺动脉吻合术	增加肺血流	吻合口梗阻,上腔静脉回流受阻,血栓
锁骨下动脉与肺动脉吻合术	增加肺血流	肺血流过多,心力衰竭,血栓
外管道连接右心室和肺动脉术	增加肺血流	右室流出道梗阻 管道钙化,血栓
中央分流 (主动脉与肺动脉吻合术)	增加肺血流	肺血流过多,呼吸衰竭 出血
心房内转位	改变心脏内血流	心律失常 心力衰竭
肺动脉环缩术	减少肺血流 控制呼吸衰竭	心力衰竭

(二)常见先心病根治手术和并发症

详见表 4-2。

表 4-2　常见先心病根治手术和并发症

手术名称	目的	并发症
全腔肺吻合＝上下腔静脉和肺动脉吻合	增加肺血流	心力衰竭 血栓
大动脉置换术	改变大动脉的位置 改变血流	心力衰竭
瓣膜整形/置换术	恢复心脏瓣膜的功能	瓣膜疾病 终身抗凝

三、护理评估和护理诊断

(一)家庭基本资料

1.居住环境

虽然先心病患儿为先天性疾病,致病原因多,但是近年来长江中下游的江西省发病率为 1.4%,显著高于其他省市,可能与高污染和生活水平较低有关。

2.个人病史

因为先心病的患儿体质较弱,肺血增多型的患儿常罹患肺炎,发绀型的患儿常晕厥、缺氧发作。

3.用药、手术史

复杂先心病需要多阶段的手术,如重度肺血管发育不良的患儿需要先做锁骨下动脉与肺动脉吻合术,再行上腔静脉与右肺动脉吻合术,最后行全腔肺吻合＝上下腔静脉和肺动脉吻合手术。瓣膜更换的患儿需要终身服用抗凝药。

4.家族史

家庭中有人患有先心病的话,其近亲发生先心病的比例要高于常人。

(二)健康管理

1.感染

所有肺血增多型的先心病和心脏手术都会导致感染。肺血增多型的先心病在术前就有反复发生的呼吸道感染,心脏手术后的感染常来源于侵入性的置管和伤口。

(1)护理诊断:有感染的危险。

(2)护理目标。患儿不发生感染:体温正常,呼吸音清楚,没有肺部炎症的表现。

(3)护理措施分为术前护理和术后护理,具体如下。

术前护理。①洗手:接触患者前后、操作前后、戴脱手套前后均需洗手,使用六步法;指导患儿和家长正确的洗手方法,培养良好的洗手习惯。②呼吸道感染预防:保持病室内空气流通、新鲜;限制探视人次;避免和呼吸道感染患儿、家长或访客接触;秋冬季注意保暖;每天监测咳嗽等呼吸道症状。③消化道感染预防:饮食干净、新鲜、易消化,需煮熟后进食,避免腌制、生冷等饮食;多饮水;少量多餐,减轻胃肠道负担。④操作时严格遵守无菌消毒技术原则。⑤重点监测:每天2次监测体温,定期监测血常规和C反应蛋白。听诊呼吸音有无湿啰音和痰鸣音。

术后护理。①导管相关性感染、血行感染的预防:置管时根据导管的性质选择合适的消毒剂消毒皮肤,充分待干,消毒范围应超过敷料大小;置管后保持管道装置的整体密封性,导管各接口处清洁、无血迹,根据导管性质定期更换管道装置;保持导管通畅,根据导管性质冲洗导管或封管,减少因堵塞增加的感染概率;根据导管和敷料性质定期更换敷料,敷料有污染、卷边等及时更换;每班监测导管局部皮肤。②伤口护理:评估伤口敷料情况,是否有渗液和红肿,一旦渗出立即更换,除非有感染迹象,手术切口常规以生理盐水清洁。③胸腔引流管的护理:没有迹象说明频繁地更换胸引瓶对预防感染有帮助,每天观察引流瓶是否密闭,连接是否紧密。定时更换胸引瓶。

2.出血

主要表现在发绀型的患儿,因为红细胞增多症造成凝血活酶时间延长,术后伤口渗血为多见,或因长期服用抗凝药物而引发的出血。

(1)护理诊断。潜在并发症:出血。

(2)护理措施。①观察出血的征象:引流液量是否突然增多,有无瘀青和出血点的表现。②指导家属和患儿,注意活动的安全,避免剧烈运动和跌倒。③发生外伤后,短时间内就会有瘀青,立即给予局部止血处理,通知医师酌情暂缓手术。④术后的出血:使用止血剂,保持引流管的通畅,必要时开胸止血。

(三)营养与代谢

1.营养不良(风险)

大部分的先心病患儿因为呼吸等原因,会造成营养摄入不足,另一方面也是因为心脏处于代谢增加的耗能中,消耗了大部分摄入的营养。营养不良会降低患儿对于手术的耐受性,并增加感染的危险。

(1)相关因素和临床表现:①呼吸急促,有呼吸肌额外做功现象。②食欲下降:年长儿多有此表现。③吸吮力欠佳:由于呼吸困难,有扯开乳头呼吸的现象,吃奶吃吃停停。严重者无法以乳头喂奶。④体重增长缓慢或不长。⑤数月、数年后全身性的发育不良。

(2)护理诊断。营养失调的危险:低于机体需要量;营养失调:低于机体需要量。

(3)护理措施和护理目标。①持续营养状况评估:入院、每周或有营养失调可能时使用儿科营养不良筛查方法量表进行营养风险评估;每周测量患儿的身高、体重和头围(新生儿);如果合适,通过测量皮下脂肪厚度评估能量储备情况;人血清白蛋白、转铁蛋白等生化试验对一些患儿也是有帮助的;严重营养失调患儿需 24 小时监测其出入量。此外,应评估患儿饮食习惯、爱好、型态在内的饮食史。②少量多餐,饮食清淡,避免粗糙生硬、不易咀嚼和甜腻的食品。③鼓励进食:告知患儿和家长营养的重要性和饮食要点;使用患儿喜欢的温和的调味料,注意色、香、味的调配,变化烹调方式以增进食欲;营造愉快和轻松的进餐环境。④支持性营养治疗:营养失调高风险患儿或者已经出现营养不良患儿需要进食高蛋白、高热量饮食(例如增加热量方法有用奶油替代牛奶,多食用豆腐,进食全脂酸奶而非低脂饮食,多食用奶酪,在食品中放糖,或进食高热量的点心,例如巧克力等);对不能进食亦不能插胃管的患儿,最常用的方法是通过中心静脉进行肠道外营养输入。

2.发热

常由感染引起,手术后的短期发热为手术热。

3.皮肤黏膜完整性受损

(1)发绀:经常为全身性的,哭吵时加重,吸氧缓解不明显,严重者紫中带灰黑色。

(2)皮肤苍白或花纹:用力哭吵时皮肤呈现大理石般的花纹,伴有皮肤温度降低,能自行缓解。是皮肤循环减弱的表现。

(3)主要护理诊断:皮肤完整性受损。护理措施:重点监测经皮氧饱和度的变化,了解发绀的进展。

(四)活动和运动

1.心血管症状

(1)相关因素和临床表现。①心动过速:儿童>140 次/分,婴幼儿>160 次/分;或有心动过缓。②心脏杂音:心脏内的异常通道或是异常的血流震动心室壁形成异常的声音,并会沿着血管壁传导到特定的部位。③胸部可触及震颤:是在杂音的基础上更大的心脏缺陷形成更快速的血流,变成能够被触及的更大的震动。常见于异常开放的大导管。

(2)主要护理诊断:活动无耐力。

2.呼吸道症状

为咳嗽、咳痰,呼吸频率增快,听诊有湿音,伴随发热,胸部摄片有肺纹理改变,痰液、血培养能找出致病菌;严重时有呼吸困难,经皮氧饱和度下降。

(1)呼吸困难:当患儿主观上感觉空气不足,呼吸费力,客观上患儿有力呼吸,呼吸肌和辅助呼吸肌均参与呼吸运动,通气增加,呼吸频率、深度与节律都发生改变。呼吸困难是呼吸功能不全的一个重要症状,是患儿主观上有空气不足或呼吸费力的感觉;而客观上表现为呼吸频率、深度和节律的改变。

(2)鼻翼翕动:平静呼吸中,出现随呼吸运动而致的鼻孔开大与缩小。

(3)三凹症:指呼吸极度困难,辅助呼吸肌如胸部及腹部的肌肉都强烈运动以辅助呼吸活动,此时虽企图以扩张胸廓来增加吸气量,但因肺部气体吸入困难,不能扩张,致使在吸气时可见胸骨上窝、两侧锁骨上窝以及下部肋间隙均显凹陷,故称"三凹症"。此时亦可伴有干咳及高调吸气性喉鸣。常见于喉部、气管、大支气管的狭窄和阻塞。当伴随出现发绀、双肺湿音和心率加快时,提示心力衰竭。

(4)喘息:呼吸急促和短暂的呼吸暂停相交替的现象。

(5)相关因素:肺部感染和肺血流增多是主要的原因。

(6)护理诊断。①清理呼吸道无效:早期或轻中度感染,以痰液增多为主的呼吸道症状。②气体交换受损:晚期或重度感染,以肺部气体交换功能降低为主呼吸道症状。

(7)护理措施:①减少或隔断呼吸道感染途径。②及时留取痰液、血标本做培养。③通过雾化吸入、胸部呼吸理疗、改变体位等促进排痰。④遵医嘱给予抗生素治疗。⑤每班监测痰液的色、质、量,咳嗽等呼吸道症状、经皮氧饱和度,定期监测胸片。⑥指导患儿多饮水,有效咳嗽,指导家长有效拍背等方式协助患儿排痰。⑦如果患儿症状持续加重,经皮氧饱和度<90%,除继续以上措施外,需给予患儿吸氧改善症状,帮助患儿取半卧位或抬高床头;适当控制补液滴速。⑧持续监测生命体征、经皮氧饱和度等。

3.特殊的体位姿势

喜欢蹲踞或是膝胸姿势,为除疼痛刺激。

(1)相关因素:心脏的异常耗氧,使得供应身体其他部分的血氧不足。

(2)护理诊断:活动无耐力;有受伤的危险。

(3)护理措施:①减少耗氧活动,多休息,必要时卧床休息。②避免哭吵,鼓励家长多陪伴患儿。③少量多餐,避免腹胀影响呼吸。④护理操作集中进行,减少刺激。⑤夜间环境幽暗安静利于患儿的睡眠。⑥观察患儿的特殊体位出现的情况,一定要有陪护在旁,避免跌倒或坠床。⑦必要时使用约束具。

(五)排泄

1.少尿

(1)相关因素:与心率衰竭、心排量下降致肾血流减少有关;与代谢增加、多汗有关。

(2)护理诊断:有体液过多(危险)与脏器功能下降有关。

(3)护理措施:①保证每天机体的需求量,量出为入。②记录 24 小时出入量,指导家长如何计算液体量和实物的含水量。③使用利尿剂。④视病情需要腹膜透析(腹膜透析护理)。

2.便秘

(1)相关因素:与代谢增加、交感神经系统兴奋、多汗与饮食不调有关。

(2)护理诊断:排便形态紊乱。

(3)护理措施:①观察记录排便的次数和形态。②调整饮食结构、多饮水。③指导家长给患儿建立定时排便的习惯。④指导家长使用灌肠剂。

3.腹泻

(1)相关因素:长期缺氧致肠系膜水肿;消化不良等原因。

(2)护理诊断:排便异常。

(3)护理措施:详见腹泻的护理。

(六)睡眠与休息形态

烦躁不安易惊醒,嗜睡。

(1)相关因素:代谢亢进、心率加快、交感神经过度兴奋。

(2)护理诊断:睡眠形态紊乱。

(七)认知和感知

疼痛。

(1)相关因素:手术伤口和各种侵入性导管是造成疼痛的主要原因。

(2)护理诊断:疼痛。

(3)护理措施:护理人员在疼痛管理中承担了系统的角色,包括疼痛评估,药物和非药物干预实施,药物效果和不良反应监测,干预效果评价,患儿和家长的疼痛健康教育,疼痛管理团队的促进和协调等,尽可能地确保家长参与围术期的疼痛干预。

(八)特殊体征—杵状指

杵状指亦称鼓槌指,表现为手指或足趾末端增生、肥厚,呈杵状膨大。其特点为末端指(趾)节明显增宽增厚,指(趾)甲从根部到末端呈拱形隆起,使指(趾)端背面的皮肤与指(趾)甲所构成的基底角≥180°。

发病机制:肢体末端慢性缺氧、代谢障碍、中毒性损伤,为青紫型先心病患儿的特殊体征。

四、辅助检查

分类和检查目的见表 4-3

表 4-3　各类心脏检查的比较

无创		有创	
项目	目的	项目	目的
影像学检查(X 线、CT、MRI、超声心动图)	了解心脏的形态结构、大小; 了解心脏和大血管、内脏的位置关系 了解心脏内的缺陷结构,血流的速度和方向(超声心动图)	心导管术	了解心脏位置和血流方向 确立诊断 判断严重程度 评估心功能
心电图	了解心脏功能形态的变化	心脏血管造影术	了解心脏内压力和氧饱和度

续表

无创		有创	
项目	目的	项目	目的
运动试验	了解心功能的动态变化		

第三节 腹 泻

一、疾病概述

儿童腹泻是一组多种病原、多因素引起的疾病,是以排便次数增多及粪便性状改变以及电解质紊乱为主的一组临床综合征。6个月～2岁婴幼儿发病率最高,是儿童营养不良、生长发育障碍甚至死亡的常见原因之一。根据病因可分为感染性腹泻和非感染性腹泻,前者多见。

(一)易感因素

见图 4-5。

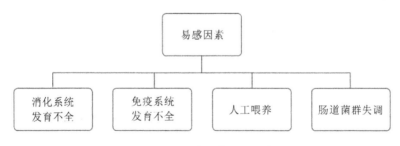

图 4-5 小儿腹泻的易感因素

(二)病因分类特点

详见表 4-4。

(三)临床症状和体征

1.一般症状(表 4-5)

(1)轻型腹泻:排便次数增多,每天数次到 10 次,稀便或带少量水分,淡黄或绿色,少有酸味,有时有少量黏液,精神尚好,无脱水和全身中毒症状,可有低热、恶心、呕吐,体重不增或稍降,有时尿少。

表 4-4　小儿腹泻的病因、分类、特点

	感染性		非感染性	
	肠毒素性肠炎	侵袭性肠炎	病毒性肠炎	食饵性腹泻
病因	各种产生肠毒素的细菌	各种侵袭性细菌	各种病毒	喂养不当 冷热不调
临床特征	脱水和电解质紊乱	全身中毒症状重	水电解质紊乱	腹泻轻,无脱水中毒症状
粪便特征	水样便,量大	黏液脓血便次数多,量不多	水样,蛋花样	水样,蛋花样,酸味,伴未消化的食物

表 4-5　不同病原腹泻病的临床特点

	发病时间	年龄段	典型症状
轮状病毒肠炎	秋冬季	6～24 个月大婴幼儿	大便水样或蛋花汤样,无腥臭味,常并发脱水、酸中毒
大肠埃希菌肠炎	5～8月气温较高季节	不限	粪便呈蛋花汤样或水样,混有黏液常伴有呕吐,严重者可伴发热、脱水、电解质紊乱和酸中毒
空肠弯曲菌肠炎	夏季多见	2 岁以下的婴幼儿	发热、呕吐、水样便。粪便镜检有大量白细胞及数量不等的红细胞
鼠伤寒沙门菌小肠结肠炎	夏季发病率高	2 岁以下的婴幼儿	排便每天数次至数十次,呈稀糊状,带有黏液甚至脓血,有特殊腥臭味,伴有呕吐、发热
抗生素诱发的肠炎	使用大量抗生素后	不限	黄色稀便泡沫较多带黏液,有时可见豆腐渣样细块

　　(2)中型与重型腹泻:多为肠道内感染所致,常见急性发作或由轻型转变而来。排便每天 10 次至数十次,水样、量多、少量黏液、腥臭味,并伴有呕吐,严重的可吐咖啡样沉渣。有明显的脱水、电解质紊乱及全身中毒症状,如发热、烦躁、精神萎靡、嗜睡甚至昏迷、休克。

　　2.水、电解质紊乱症状

　　(1)脱水程度根据失水量和患儿表现可分为轻度脱水、中度脱水和重度脱水(表 4-6,表 4-7,图 4-6)。

表 4-6　不同年龄的体液分布(占体重的％)

年龄	总量	细胞外液		细胞内液
		血浆	间质液	
新生儿	78	6	37	35
1 岁	70	5	25	40
2～14 岁	65	5	20	40
成人	55～60	5	10～15	40～45

表 4-7　脱水程度分型

	轻度脱水	中度脱水	重度脱水
失水量	体重的 5％(50 mL/kg)	体重的 5％～10％(50～100 mL/kg)	体重的 10％以上(100～120 mL/kg)
精神、神志	精神较差或不安	精神萎靡或烦躁不安	精神极度萎靡,嗜睡或昏迷
皮肤	稍干燥,弹性稍差	干燥,弹性较差	干燥,弹性极差
眼窝、前囟	稍凹陷	凹陷明显	深度凹陷
眼泪	有泪	泪少	无泪
末梢循环	正常	四肢发凉	脉细、弱,四肢厥冷
尿量	稍减少不明显	明显减少	尿极少或无尿

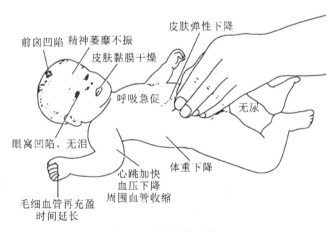

图 4-6　脱水的临床表现

　　轻度脱水:失水量约为体重的 5％(50 mL/kg),患儿精神较差或不安,皮肤稍干燥,弹性稍差,眼窝及前囟稍凹陷,哭有泪,尿量稍减少不明显。

　　中度脱水:失水量为体重的 5％～10％(50～100 mL/kg),患儿精神萎靡或烦躁不安,皮肤黏膜干燥,弹性较差,眼窝及前囟凹陷明显,哭时泪少,口腔黏膜干燥,四肢发凉,尿量明显减少。

重度脱水:失水量为体重的 10% 以上(100～120 mL/kg),患儿精神极度萎靡,表情淡漠,嗜睡,朦胧或昏迷,皮肤发灰干燥,弹性极差,四肢厥冷,哭时无泪,脉细数微弱,皮肤出现花纹,尿极少或无尿等休克症状。

(2)电解质紊乱包括代谢性酸中毒,低血钾症,低镁、低磷血症和低钙血症,症状分别如下。

代谢性酸中毒:中、重度脱水多有不同程度的酸中毒,主要表现精神萎靡、呼吸深快,口唇显樱桃红色,严重者意识不清、呼气有丙酮味。

低血钾症:表现为精神萎靡、四肢无力、肌张力低下腱反射消失,严重者表现为瘫痪;肠蠕动减少、肠鸣音弱、腹胀,严重者肠麻痹可致肠梗阻;心音低钝、心率减慢、心律不齐,严重者心力衰竭、心电图改变。

低镁、低磷血症:极少数久泻和营养不良的患儿出现低镁、低磷症状,常在脱水及电解质紊乱纠正后出现,表现为烦躁、手足震颤、惊厥、易受刺激、不能入睡。个别患儿在额部或皮肤皱褶处出现红晕。

低钙血症:表现为烦躁、惊跳、手足搐搦或惊厥。

二、治疗概述

调整饮食、减少胃肠道负担,预防脱水、纠正脱水,合理用药、控制感染,加强护理和避免并发症。

(一)调整饮食

腹泻期间继续饮食,婴儿可母乳喂养。6 个月以下的人工喂养者可予配方奶粉或豆浆。6 个月以上除予以配方奶粉外,应继续以往的平常饮食。应鼓励患儿多进食,并每天加餐一次,直至腹泻停止后 2 周,以预防营养不良。

(二)抗菌药物

病毒性肠炎以饮食疗法和支持疗法为主,不需应用抗菌药。细菌感染性肠炎一般需要用抗生素。如大肠埃希菌、空肠弯曲菌等可选用庆大霉素、硫酸阿米卡星、氨苄西林、红霉素等,抗生素诱发性肠炎应停用原来的抗生素,可选用万古霉素等。

(三)微生态调节剂

最适宜水样便腹泻(为病毒或产毒细菌引起的腹泻),如双歧杆菌三联活菌、乳酶生、双歧杆菌活菌等。

(四)消化道黏膜保护剂

改善消化道黏膜,促进受损黏膜上皮细胞的再生和修复,如蒙脱石。

(五)纠正水和电解质紊乱

1.口服补液

用于轻、中度脱水及无呕吐或呕吐不剧烈且能口服的患儿,鼓励患儿少量多次口服补液盐:由氯化钠 3.5 g,碳酸氢钠 2.5 g,氯化钾 1.5 g 及葡萄糖 20 g 组成,加水至 1 000 mL(实际应用时可分成小包,如分成 5 包,每包冲水 200 mL),少量多次喂服,累积损失量在 4～6 小时服完。在治疗过程中,可喂白水,并给予母乳或稀释牛奶。

2.静脉补液

用于中、重度脱水或吐泻频繁或腹胀的患儿:①建立静脉通路,保证液体按计划输入,特别是重度脱水者,必须尽快(30 分钟内)补充血容量;②按照先盐后糖、先浓后淡、先快后慢、见尿补钾原则,补钾浓度应<0.3%,每天补钾总量静脉滴注时间不应短于 6 小时,严禁直接静脉推注;③每小时巡回记录输液量,必须根据病情调整输液速度,了解补液后第 1 次排尿时间,以估计疗效。

3.纠正酸中毒

重度酸中毒或经补液后仍有酸中毒症状者,应补充碳酸氢钠或乳酸钠碱性溶液。

4.纠正低钾血症

一般按每天 3～4 mmol/kg(相当于氯化钾 200～300 mg/kg)补给,缺钾症状明显者可增至 4～6 mmol/kg,轻度脱水时可分次口服,中、重度脱水予静脉滴入。

5.纠正低钙或低镁血症

静脉缓注 10%葡萄糖酸钙或深部肌内注射 25%硫酸镁。

6.对症治疗

腹胀明显者用肛管排气或肌内注射新斯的明。呕吐严重者可针刺足三里、内关或肌内注射氯丙嗪等。

三、护理评估、诊断和措施

(一)家庭基本资料

1.健康史

询问喂养史,包括喂养方式、人工喂养何种奶粉、冲配浓度、喂养次数和量以及添加辅食情况。有无不洁饮食和食物过敏史。询问患儿腹泻开始的时间,粪便的性质、次数、量、味,有无发热、呕吐、腹痛、腹胀、里急后重等。有无腹泻史和长期使用抗生素史。

2.身体状况

观察患儿生命体征如神志、体温、脉搏、呼吸、皮肤、黏膜情况和营养状况,记录 24 小时液体出入量,测量体重以及前囟、眼窝、皮肤弹性、循环情况等,评估脱水的程度和性质;检查肛周皮肤有无发红、发炎,皮肤完整性。

3.心理社会状况

了解家长的心理状况和对疾病的认识程度,有无缺乏喂养和卫生知识。

(二)营养与代谢

1.体液不足

由于腹泻、呕吐和高热,个体处于可能经受血管的、细胞间的或细胞内的脱水状态。具体表现在皮肤干燥、弹性差,眼窝及前囟凹陷,哭时无泪,皮肤湿冷,尿量减少,重症时昏睡、昏迷。

(1)护理诊断:体液不足

(2)相关因素:与腹泻、呕吐丢失液体过多有关。

(3)护理目标:腹泻、呕吐症状在短期内好转,皮肤弹性改善;保证患儿水分及营养的摄入。

(4)护理措施:口服补液和静脉补液,正确记录 24 小时出入量。判断脱水程度:通过观察患儿的神志、精神、皮肤弹性、前囟眼眶有无凹陷、机体温度及尿量等临床表现,估计患儿脱水的程度,同时要动态观察经过补充液体后脱水症状是否得到改善。

2.体温过高

一般感染因素引起的腹泻可伴有低热,中毒脱水时可伴有高热。

(1)护理诊断:体温过高

(2)相关因素:与感染有关。

(3)护理目标:显示正常的体温和稳定的生命体征。

(4)护理措施。①物理降温:监测体温变化,通常体温过高者可用温水浴、局部冷敷等物理降温;体温≥38.5 ℃,可遵医嘱使用对乙酰氨基酚、布洛芬等退热药,多饮水;指导家长帮助患儿散热,及时更换衣服,防止着凉。做好口腔护理。②活动和饮食:指导患儿减少活动,适当休息;进食清淡、易消化饮食,少量多餐。

（三）排泄

小儿腹泻最主要的症状是排便的改变,表现为排便次数增多,粪便性状改变。排便次数增多,轻症者 4～6 次,重症者 10 次以上,甚至数十次。

（1）护理诊断。排便异常:排便次数增多。

（2）相关因素:与喂养不当、感染等因素有关。

（3）护理目标:排便次数减少,大便性状正常。

（4）护理措施:严格消毒隔离,防止感染传播,按肠道传染病隔离,做好床边隔离,护理患儿前后要认真洗手,防止交叉感染。注意粪便的变化,观察记录粪便次数、颜色、性状、量,了解粪便常规、粪便致病菌培养等化验结果。做好动态比较,为输液方案和治疗提供可靠依据。

腹泻患儿存在着消化功能紊乱,根据患儿病情,合理安排饮食,达到减轻胃肠道负担,恢复消化功能的目的。一般在补充累积损失阶段可暂禁食 4～6 小时（母乳喂养者除外）,腹泻次数减少后,给予流质或半流质如粥、面条,少量多餐,随着病情稳定和好转,逐步过渡到正常饮食。双糖酶缺乏者,不宜用蔗糖,并暂停乳类。

遵医嘱用药,并做好药效观察和病情观察。①监测代谢性酸中毒表现:当患儿出现呼吸深快、精神萎靡、口唇樱红,应及时报告医师及使用碱性药物纠正。②观察低血钾表现:常发生于输液后脱水纠正时,当发现患儿全身乏力、不哭或哭声低下、吃奶无力、肌张力低下、反应迟钝、恶心呕吐、腹胀及听诊发现肠鸣音减弱或消失、心音低钝、心律失常,提示有低血钾存在,应及时补充钾盐。

（四）感知和认知

腹泻时肠蠕动增快,患儿常自觉腹部不适或疼痛。排便次数增多,粪便多刺激肛周及臀部皮肤引起肛周皮肤潮红,患儿有疼痛主诉。

（1）护理诊断:舒适度的改变。

（2）相关因素:与排便次数增多,刺激臀部皮肤或腹绞痛情况有关。

（3）护理目标:舒适感增加:皮肤黏膜保持完整。

（4）护理措施:①选用柔软布类尿布,勤更换,避免使用不透气塑料布或橡皮布,防止尿布皮炎发生。②每次便后用温水或接近皮肤酸碱度的肥皂清洁臀部皮肤,保持干燥,并检查肛周皮肤有无发红、破损。每一次排便后 1～2 小时检查失禁的情况。③局部皮肤发红处涂以 5% 鞣酸软膏或 40% 氧化锌油并按摩片刻,促进局部血液循环,如有破损应增加暴露,保持臀部清洁干燥,必要时用烤灯照射。④患儿腹痛时,可先协助患儿尝试排便,并给予安慰、适当的医疗照顾,如热水袋热敷。

第四节 脑 性 瘫 痪

一、疾病概述

脑性瘫痪是出生前到出生后 1 个月期间各种原因所致的非进行性脑损伤,主要表现为中枢性运动障碍和姿势异常。严重病例还伴有智力低下,抽搐及视、听或语言功能障碍。

(一)病因

脑性瘫痪的病因有很多,既可发生于出生前,如各种原因所致的胚胎期脑发育异常等;也可发生在出生时,如早产、急产、新生儿窒息、产伤等;还可发生于出生后,如某些心肺功能异常疾病(先心病、呼吸窘迫症等)引起的脑损伤。此病严重性不一,不会恶化,亦不能治愈,为小孩最常见的永久性身体残疾。引起脑性瘫痪的原因目前归纳起来有以下几点。

1.低体重儿

低体重儿包括早产儿,小于胎龄儿。这些婴儿均不同程度宫内发育迟缓。同时也影响中枢神经系统发育,且常并发室管膜下出血和脑室内出血,后者易引起痉挛性两侧偏瘫。

2.先天性异常

先天性异常包括各种原因引起的脑发育异常,如神经管闭合不全致先天性脑积水。

3.脑缺氧、缺血

脑缺氧、缺血造成大脑损伤而遗留脑性瘫痪。这些因素包括母亲因素,如患妊娠高血压综合征、心力衰竭、大出血、贫血、休克或吸毒,药物过量等。胎盘异常,如胎盘早剥、前置胎盘或胎盘功能不良等,脐带脱垂、压迫、打结或绕颈等。循环衰竭,红细胞增多症等。

4.核黄疸

核黄疸也是脑性瘫痪的重要病因,但现在由于围生医学进步,核黄疸引起脑性瘫痪比例下降。

(二)临床症状、体征与分型

主要症状为中枢性运动障碍。脑性瘫痪儿童的运动能力低于同年龄的正常孩子,如患儿抬头、翻身、坐和四肢运动发育落后或脱漏。自主运动困难,运动僵硬、不协调。患儿姿势异常、别扭,稳定性差,左右两侧不对称,头部习惯于偏向一侧,或者左右前后摇晃。患儿多为足尖着地行走,或双下肢呈剪刀状交叉。脑瘫患儿智力不足的约占 2/3。约半数伴有语言障碍、视觉障碍、听觉障碍、生长发育障碍、口面部功能障碍、情绪和行为障碍等。

不少脑性瘫痪儿童特别是手足徐动型孩子性格比较固执、任性,情绪波动变化大,易怒,有的甚至孤僻、不合群。

1.根据运动障碍特征分类

(1)痉挛型:为最常见的类型,约占 2/3,主要因锥体系受累,表现为上肢屈肌张力增高,下肢伸肌、内收肌张力增高,手紧握拳状,下肢内收交叉呈剪刀腿和尖足。其表现根据受累部位不同,可分为双侧瘫、四肢瘫、偏瘫、截瘫、单瘫等。

(2)手足徐动型:患儿在静止时常出现缓慢的、无规律、无目的、不协调、不能自控的动作,面部表情怪异,入睡后消失。

(3)肌张力低下型:肌张力显著降低而呈软瘫状,自主运动很少。仰卧时,四肢外展如同仰翻的青蛙。此型见于婴幼儿时期,2～3 岁后转为其他类型。此行患儿可能因锥体系和锥体外系同时受累,导致瘫痪肢体松软但是腱反射存在。

(4)强直型:少见。表现为全身肌张力显著增高,身体僵硬。使其四肢被动运动时,可感觉到肢体呈铅管样或齿轮样强直。常有严重的智力低下。

(5)共济失调型:少见。小脑性共济失调。主要表现稳定性差、协调性差、步态蹒跚,上肢常有意向性震颤。

(6)震颤型:表现为四肢静止震颤。

(7)混合型:同时兼有以上某两种类型的症状,以手足徐动型与痉挛型并存多见。

2.按瘫痪部位分类

(1)单侧瘫:一侧上肢或一侧下肢运动功能障碍,上肢内旋屈曲,手握拳,下肢内旋屈曲,用脚尖站立;而另一侧肢体则正常。

(2)双侧瘫:运动障碍不对称地累及两侧肢体,下肢比上肢严重,上肢轻微不灵活,双下肢内旋并拢,用脚尖站立。多为手足徐动型脑瘫。

(3)四肢瘫:运动障碍不对称地累及整个身体,头控差,上肢内旋屈曲,手握拳,双下肢内旋并拢,用脚尖站立。多见于手足徐动型脑瘫,部分见于痉挛型脑瘫。

(4)偏瘫:一侧上下肢瘫痪。

(5)三肢瘫:3个肢体瘫痪,多数为双下肢与一侧上肢瘫痪。

(6)双下肢瘫:又称截瘫,为双下肢瘫痪。

(7)双重性偏瘫:双上肢受累为主,双下肢受累较轻。

3.按运动障碍程度分类

(1)轻度:症状轻微,日后不需要依赖他人照顾,可独立完成一切日常生活的活动,也不需要借助支架步行。

(2)中度:症状较重,治疗后仍需要支架和装具才能做日常活动。

(3)重度:有严重的运动功能障碍,常伴有语言、智力障碍,治疗十分困难,日后很难独立生活,必须终身接受照顾。

二、治疗概述

(一)治疗目标

使患儿在能力受限制下能有一个快乐的童年,而在成年后能有良好的适应能力。严重患儿的治疗目标要注意预防并发症的发生,如挛缩、营养不良、感染及心理问题。

(二)治疗原则

(1)早期发现、早期治疗:婴儿运动系统处于发育阶段,一旦发现运动异常,尽早加以纠正,容易取得较好疗效。

(2)促进正常运动发育,抑制异常运动和姿势。

(3)综合治疗:利用各种有益手段对患儿进行全面综合治疗。除针对运动障碍治疗外,对合并的语言障碍、智力低下、癫痫、行为异常也需进行干预,还要培养患儿对日常生活、社会交往以及将来从事某种职业的能力。

(4)家庭训练和医师指导相结合:脑性瘫痪的康复是个长期的过程,短期住院治疗不能取得良好的效果,许多治疗需要在家庭里完成,家长和医师密切配合,共同制订培训计划,评估训练效果。

(三)功能训练

1.躯体训练

躯体训练主要训练粗大运动,特别是下肢的运动,利用机械的、物理的手段,改善残存的运动功能,抑制不正常的姿势反射,诱导正常的运动。常用的有伏易特、波巴斯等方法。

2.技能训练

技能训练主要训练上肢和手的功能,提高日常生活能力。

3.语言训练

语言训练包括发音训练、咀嚼、吞咽功能训练。

(四)矫形器的应用

纠正小儿异常姿势,调整肌肉紧张度,有时还有抑制异常反射的作用。

(五)物理治疗

物理治疗包括水疗以及各种电疗,患儿在水中能产生更多的自主运动,肌张力得到改善,对呼吸动作有调整作用,对改善语言障碍也有帮助。

(六)手术治疗

可治疗骨骼畸形及改善肌肉的控制。

(七)药物治疗

目前还没有治疗脑性瘫痪的特效药物。对锥体外系型脑性瘫痪可用减肌张力药物如苯海索、脑活素、维生素类药,癫痫发作时使用抗癫痫药物。

三、护理评估、诊断和措施

(一)基本资料

1.健康史

评估患儿出生时是否低体重儿,中枢神经系统发育是否正常,如神经管闭合不全致先天性脑积水;有无并发室管膜下出血和脑室内出血;胎儿期是否发生过缺氧缺血;胎盘有否异常,如胎盘早剥、前置胎盘或胎盘功能不良等,脐带脱垂、压迫、打结或绕颈等。出生后是否患有核黄疸、严重感染、外伤等。评估母亲是否曾患妊娠高血压综合征、心力衰竭、大出血、贫血、休克或吸毒,药物过量等。

2.身体状况

评估患儿生活自理能力、营养状况、肢体受累程度、语言表达能力、听力状况。

3.心理社会状况

评估家属对疾病的了解程度及对患儿健康的要求。

(二)活动和运动

1.躯体移动障碍

脑性瘫痪儿童的运动能力低于同年龄的正常孩子,如患儿抬头、翻身、坐和四肢运动发育落后或脱漏。自主运动困难,运动僵硬、不协调。患儿姿势异常、别扭,稳定性差,左右两侧不对称,头部习惯于偏向一侧,或者左右前后摇晃。患儿多为足尖着地行走,或双下肢呈剪刀状交叉。

(1)相关因素:与中枢性瘫痪有关。

(2)护理诊断:躯体移动障碍。

(3)护理目标:能进行日常生活和活动。

(4)护理措施。①鼓励父母参与患儿的照顾:指导父母和家庭其他成员对患儿进行正确的日常生活护理及训练,如进食、更衣、洗漱、如厕等。②根据患儿瘫痪情况,耐心地协助患儿进行动作,不要使患儿有自卑心理或孤独性格。③功能锻炼原则:从简单到复杂,从易到难。帮助患儿进行主动与被动的肢体运动。

2.有废用综合征的危险

患儿因缺少适当的运动和功能锻炼,会导致挛缩。

(1)相关因素:与肢体痉挛型瘫痪有关。

(2)护理诊断:有废用综合征的危险。

(3)护理目标:患儿不发生肌肉萎缩。

(4)护理措施:①预防挛缩并注意休息,指导患儿进行适当的运动,以预防挛缩。②脑性瘫痪的治疗以康复医疗为主。婴幼儿脑组织可塑性大、代偿能力强,若康复治疗措施恰当,可获得最佳效果。③对瘫痪的肢体应保持功能位,并进行被动或主动运动,促进肌肉、关节活动和改善肌张力。④配合推拿、按摩、针灸和理疗。⑤严重肢体畸形者5岁以后可考虑手术矫形。⑥对伴有语言障碍的患儿,应按正常小儿语言发育的规律进行训练,尤其0~6岁是学习语言的关键期,平时要给患儿丰富的语言刺激,鼓励患儿发声、矫正发声异常,并持之以恒地进行语言训练,以增强患儿对社会生活的适应能力。

(三)营养与代谢

营养失调:患儿因进食和喂养困难,摄入少导致营养不能满足生长发育所需。

(1)相关因素:与脑性瘫痪造成的进食困难有关。

(2)护理诊断。营养失调:低于机体需要量。

（3）护理目标：供给能满足机体需要的能量。

（4）护理措施：①选择能提供患儿高热量、高蛋白、丰富维生素、易于消化的食物。②对独立进食困难的患儿应进行饮食训练。在喂食时，切勿在患儿牙齿紧咬情况下将勺强行抽出，以防损伤牙齿。③喂食时应保持患儿头处于中线位，患儿头后仰进食可导致异物吸入。要让患儿学习进食动作，尽早脱离他人喂食的境地。④咀嚼肌训练：饭前用手在患儿面部两侧咬肌处轻轻按摩或热敷，帮助咀嚼肌松弛便于进食。

第五章 骨科护理

第一节 颈 椎 病

颈椎病是指颈椎间盘退行性变及其继发性椎间关节退行性变所致的脊髓、神经、血管损伤以及由此所表现出的相应症状和体征。

一、病因

(一)颈椎间盘退行性变

颈椎间盘退行性变是颈椎病的发生和发展中最基本的原因。因椎间盘退行性变而使椎间隙狭窄,关节囊、韧带松弛。脊柱活动时稳定性下降,进而引起椎体、关节突关节、钩椎关节、前后纵韧带、黄韧带及项韧带等变性、增生、钙化,形成颈段脊椎不稳定的恶性循环,最后发生脊髓、神经、血管受到刺激或压迫。

(二)损伤

急性损伤可使已有退变的颈椎和椎间盘损害加重,而诱发颈椎病。但暴力伤致颈椎骨折、脱位所并发的脊髓或神经根损害则不属颈椎病的范畴。

(三)颈椎先天性椎管狭窄

颈椎先天性椎管狭窄是指在胚胎或发育过程中椎弓根过短,使椎管矢状径小于正常(14~16 cm)。由此,即使退行性变比较轻,也可出现压迫症状而发病。

二、诊断

(一)神经根型颈椎病

占颈椎病发病率的 50%～60%。开始多为颈肩痛,短期内加重,并向上肢放射。放射痛范围根据受压神经根不同而表现在相应皮节。皮肤可有麻木、过敏等感觉异常,同时可有上肢肌力下降、手指动作不灵活。当头部或上肢姿势不当,或突然牵拉患肢可发生剧烈闪电样锐痛,且肩部上耸。病史长者上肢肌肉萎缩。横突斜方肌、肩袖及三角肌等处有压痛,患肢上举、外展和后伸有不同程度受限。上肢牵拉试验阳性、压头试验阳性,神经系统检查有较明显的定位体征。

X线平片示颈椎生理前凸消失,椎间隙变窄,椎体前、后缘骨质增生,钩椎关节突关节增生及椎间孔狭窄等退变征象,CT、MRI有助于详细诊断。

(二)脊髓型颈椎病

占此病的 $10\%\sim15\%$,主要由中央后突之髓核、椎体后缘骨赘、增生肥厚的黄韧带及钙化的后纵韧带压迫脊髓。因下颈段椎管相对狭窄(颈髓膨大处)且活动度较大,故退行性变亦发生较早、较重,脊髓受压也易发生于颈段。受压早期,因压迫物多来自脊髓前方,故临床上以侧束、锥体束损害表现突出,此时颈痛不明显,而以四肢乏力、行走、持物不稳定为最先出现的症状。随病情发展发生自上而下的上运动神经元性瘫痪。有时压迫物也可来自侧方(关节突关节增生)或后方(黄韧带肥厚),而出现不同类型的脊髓损害。

X线平片与神经根型相似,脊髓造影、CT、MRI可示脊髓受压情况。

(三)交感神经型颈椎病

1.交感神经兴奋症状

头痛或偏头痛、头晕,特别在头转动时加重,有时伴恶心、呕吐、视物模糊或视力下降、瞳孔扩大或缩小、眼后部胀痛、心跳加速、心律不齐、心前区痛、血压升高、头颈四肢出汗异常、耳鸣、听力下降、发音障碍等。

2.交感神经抑制

主要表现为头昏、眼花、流泪、鼻塞、心动过缓、血压下降及胃肠胀气等。

X线、CT、MRI等检查结果与神经根型颈椎病相似。

(四)椎动脉型颈椎病

1.眩晕

为主要症状,可表现为旋转性、浮动性或摇晃性眩晕,头部活动时可诱发或加重。

2.头痛

表现为枕部、顶枕部痛,也可放射到颞部,多为发作性胀痛,常伴自主神经功能紊乱症状。

3.视觉障碍

为突发性弱视或失明、复视,短期内自动恢复。

4.猝倒

由椎动脉受刺激突然痉挛引起,多在头部突然旋转或屈伸时发生,如无脑外伤,倒地后再站立即可继续正常活动。

椎动脉造影、椎-基底动脉多普勒、MRI、CT、核医学等特殊检查有助诊断。

三、治疗

(一)非手术治疗

1.颌枕带牵引

适用于脊髓型以外各型颈椎病。坐、卧位均可进行牵引,头屈 15°左右,牵引重量为 2~6 kg。牵引时间以项背部肌肉能耐受为限,每天数次,每次 1 小时。无不适者,可行持续牵引,每天 6~8 小时,2 周为一疗程。

2.颈托和围领

可使用充气型颈托。除固定颈椎外,还有一定撑开牵张作用,以限制颈椎过度活动,而行动不受影响。

3.推拿按摩

以改善脊髓型以外的早期颈椎病的局部血液循环,减轻肌痉挛。

4.理疗

可加速炎性水肿消退和松弛肌肉作用。

5.药物治疗

可使用非甾体抗炎药、肌肉松弛剂及镇静剂对症治疗。局部有固定且范围较小压痛点时,可用醋酸泼尼松龙 2 mL 局部封闭治疗。

(二)手术治疗

诊断明确的颈椎病经非手术治疗无效或反复发作者,或脊髓型颈椎病症状进行性加重者适于手术治疗。

1.前路手术

(1)前路椎间盘切除＋植骨融合内固定术:切除突出之椎间盘、椎体后方骨赘及钩椎关节骨赘,以解除脊髓、神经根和椎动脉的压迫,同时需行椎体间植骨融合术,以稳定脊柱。此手术是治疗颈椎病及颈椎间盘突出症的经典手术,但降低颈椎活动度,远期有可能出现邻近节段退变加速,特别是多节段颈椎病。

(2)颈椎人工椎间盘置换术:20 世纪后期出现的一项新技术,其原理就是用人工假体代替已经丧失功能的颈椎椎间盘,并保留了病变节段的活动度,继而避免相邻节段出现继发性退变。此类手术要严格把握适应证。

椎间盘置换适应证:①脊髓型颈椎病、神经根型颈椎病、经椎间盘突出症患者需要前路减压时;②脊髓或神经根以椎间盘突出和(或)髓核脱出等软性压迫为主;③没有明显的骨性压迫,如巨大后骨刺、孤立型后纵韧带骨化;④椎间隙屈伸活动良好;⑤没有明显的椎间隙狭窄、节段性后凸和节段不稳;⑥年龄一般不超过55岁。

椎间盘置换禁忌证:①病变椎间隙明显狭窄(小于邻近椎间隙高度的80%);②病变节段椎间隙屈伸活动度≤6°;③严重节段性不稳定,颈椎动力位片显示椎体间前后滑移为3 mm;④颈椎后纵韧带骨化、黄韧带肥厚或者骨化;⑤严重骨质疏松症;⑥颈椎骨折脱位;⑦颈椎炎症或者肿瘤性病变。

2.后路手术

后路手术主要为颈椎管扩大成形术。一般分为单开门椎管扩大成形术和双开门椎管扩大成形术。目前临床应用最多的为前者,主要是通过椎板掀起扩大椎管达到对脊髓的减压。其原理是通过后路显露,将椎板自开门侧向门轴侧掀起,并用门轴侧吊线或者刚性固定开门侧,从而达到扩大椎管及间接减压的目的。此类手术适合多节段颈椎病且颈椎序列良好的患者,但此类患者术后近期有并发神经根牵拉及轴性症状,引起颈肩部不适等症状的可能。

四、护理问题

(一)焦虑、恐惧

焦虑、恐惧与预感到个体健康受到威胁、形象将受到破坏,如肢体神经功能受损等有关;不理解手术的程序,担心手术后的效果,不适应住院的环境等。

(二)舒适的改变

舒适的改变与神经根受压、脊髓受压、交感神经受刺激、椎动脉痉挛、颈肩痛及活动受限有关。

(三)有受伤的危险

危险与椎动脉供血不足引起的眩晕、神经功能受损、头痛等因素有关。

(四)知识缺乏

缺乏功能锻炼及疾病预防的有关知识。

(五)自理能力缺陷

自理能力缺陷与颈肩痛及活动受限有关。

(六)潜在并发症

术后出血、呼吸困难。

五、护理目标

(1)焦虑、恐惧感缓解或消失。

(2)患者疼痛减轻或消失,舒适感增加。

(3)患者组织灌注量良好,无眩晕和意外发生。

(4)患者能复述功能锻炼及疾病预防的知识并掌握其方法。

(5)患者日常活动能达到最大限度的自理。

(6)术后出血、呼吸困难等并发症得到预防或及时发现并处理。

六、护理措施

(一)非手术治疗的护理

1.病情观察

(1)询问患者主诉,观察颈部及肢体活动情况,是否有麻木感及活动受限,触压时是否有压痛。

(2)在牵引过程中,观察患者是否有头晕、恶心、心悸,发现上述症状,要停止牵引,让患者卧床休息。

(3)注意观察牵引的姿势、位置及牵引的重量是否合适。

(4)观察患者的心理变化,是否有焦虑、恐惧、悲观等情绪变化。

(5)患者卧床时间较长时,应注意观察受压部位皮肤是否受损,要进行预防。

2.心理护理

向患者解释病情,让其了解颈椎病的发病是一个缓慢的过程,治疗也不可能立竿见影。鼓励患者消除其悲观的心理,增强对治疗的信心。

(1)耐心倾听患者的诉说,理解和同情患者的感受,与患者一起分析焦虑产生的原因及不适,尽可能消除引起焦虑的因素。

(2)对患者提出的问题,如治疗效果、疾病预后等给予明确、有效和积极的信息,建立良好的护患关系,使其能积极配合治疗。

(3)为患者创造安静、无刺激的环境,限制患者与具有焦虑情绪的患者及亲友接触。

(4)向患者婉言说明焦虑对身体健康可能产生的不良影响。对患者的合作与进步及时给予肯定和鼓励,并利用护理手段给予患者身心方面良好的照顾,从而使焦虑程度减轻。

3.康复护理

(1)做颈椎牵引时,要让患者有正确舒适的牵引姿势,采取坐位或卧位,保持患者舒适。牵引的目的是解除颈部肌肉痉挛和增大椎间隙,以减轻椎间盘对神经根的压迫作用,减轻神经根的水肿,增加舒适。牵引重量为3～6 kg,每天1次,2周为1疗程。牵引期间,必须做好观察,以防止过度牵引造成的颈髓损伤。

(2)睡眠时要注意枕头的高低及位置,平卧时枕头不可过高。

(3)鼓励患者主动加强各关节活动,维持肢体功能。指导患者做捏橡皮球或毛巾的训练,以及手指的各种动作。

(4)天气寒冷,注意保暖,特别是枕部、颈部、肩部,防止着凉。

(5)帮助患者挑选合适型号的围领,并示范正确的佩戴方法。告知患者应用围领的目的是限制颈椎的活动,防止颈部脊髓或神经的进一步损伤,尤其适用于颈椎不稳定患者。起床活动时需要戴上围领,卧床时可以不用。

4.生活护理

(1)备呼叫器,常用物品放置患者床旁易取到的地方。

(2)及时提供便器,协助大、小便,并做好便后的清洁卫生。

(3)提供合适的就餐体位与床上餐桌板。保证食物软硬适中,以适合患者的咀嚼和吞咽能力。

(4)为患者提供良好的住院环境。

(5)热敷等理疗可促进局部血液循环,减轻肌肉痉挛,也可缓解疼痛。疼痛明显的患者可口服非甾体抗炎药。

(6)防止意外性伤害。症状发作期患者应卧床休息,病室内应有防摔倒设施,防止由于行走不稳、眩晕而导致的摔倒。

5.保持大小便通畅

(1)了解患者便秘的程度、排尿的次数,以判断其排泄型态。了解其正常的排便习惯,以便重建排便型态。

(2)鼓励患者摄入果汁、液体及富有纤维素的食物,以预防便秘。必要时遵医嘱适当应用轻泻剂、缓泻剂,以解除便秘。

(3)训练反射性排便,养成定时排便的习惯,训练膀胱的反射性动作。

(4)嘱患者以最理想的排尿姿势排尿,并利用各种诱导排尿法,如听流水声、热敷等。

6.给药护理

(1)严格按医嘱给药,掌握给药途径。

(2)要按时送药,协助患者服下,交代其注意事项,观察药物反应。

(3)给中药时,应严格掌握服药时间。颈椎病的中药治疗一般是通经活络,宜饭后服药,温度 34～36 ℃。

(二)手术治疗的护理

1.心理护理

(1)向患者做好病情解释,特别是手术前应向患者解释手术的目的,介绍手术室完整的抢救设备、手术医师及麻醉师的技术水平,介绍本院的治愈病例,列举同类治愈患者是如何调整情绪、配合医师的手术等,消除恐惧心理,增强战胜疾病的信心。

(2)讲述不良情绪对疾病的影响及其内在联系。恐惧和焦虑可引起全身各系统产生不良的反应。例如:焦虑可使睡眠欠佳,以致加重颈椎病的症状即头晕、头痛;还可引起食欲缺乏,导致营养供应不足,使机体抵抗力下降。不良情绪可使机体产生恶性循环等。促使患者保持最佳精神状况,以利疾病的康复。

2.术前准备

除按骨科手术的常规术前准备外,尚需特别注意以下问题。

(1)完善各种术前检查:对于存在心、肺、肝、肾功能不良的患者,应给予相应的有效治疗,以改善患者的手术耐受力。按常规进行手术区和供区的皮肤准备。

(2)术前特殊训练:无论是颈前路手术还是颈后路手术,由于术中和术后对患者体位的特殊要求,必须在术前认真进行加强训练,避免因此而影响手术的正常进行与术后康复。

训练内容主要包括以下几点。①床上肢体功能锻炼:主要为上、下肢的屈伸,持重上举与手、足部活动,这既有利于手术后患者的功能恢复,又可增加心脏搏出量,从而提高术中患者对失血的耐受能力。②床上大、小便训练:应于手术前在护士的督促下进行适应性训练,以减少术后因不能卧床排便而需要进行插管的机会。③俯卧位卧床训练:由于颈后路手术患者的术中需保持较长时间的俯卧位,且易引起呼吸道梗阻,所以术前必须加以训练使其适应。开始时可每次10～30 分钟,每天 2～3 次,逐渐增加至每次 2～4 小时。对涉及高位颈部脊髓手术者,为防止术中呼吸骤停,应给病人分别预制背侧及腹侧石膏床各一个,术前应让其适应。④气管、食管推移训练:主要用于颈前路手术。因颈前路手术的入路经内脏鞘(包绕在甲状腺、气管与食管三者的外面)与血管神经鞘间隙抵达椎体前方,故术中需将内脏鞘牵向对侧,以显露椎体前方(或侧前方)。术前应嘱患者用自己的 2～4 指在皮外插入切口侧的内脏鞘与血管神经鞘间隙处,持续地向非手术侧推移,或是用另一手进行牵拉,必须将气管推过中线。开始时每次持续 10～20 分钟,逐渐增加至 30～60 分钟,每天 2～3 次,持续 3～5 天。体胖颈短者应适当延长时间。患者自己不能完成时,可由护士或家属协助完成。这种操作易刺激气管引起反射性干咳等症状。因此,必须向患者及家属反复交代其重要性,如牵拉不合乎要求,不仅术中损伤大和出血多,而且可因无法牵开气管或食管而发生损伤,甚至破裂。

3.术后护理

颈椎手术后的常规护理措施主要包括以下几个方面。

(1)体位护理:由于颈椎手术的解剖特殊性,在接手术患者时应特别注意保持颈部适当的体位,稍有不慎,即可发生意外,尤其是上颈椎减压术后以及内固定不稳定者。

颈椎手术患者应注意:①搬运患者时必须注意保持颈部的自然中立位,切忌扭转、过伸或过屈,特别是放置植骨块以及人工关节者。有颅骨牵引者,搬运时仍应维持牵引。②头颈部制动,尤其是手术后 24 小时内,头颈部应尽可能减少活动的次数以及幅度,颈部两侧各放置一个沙袋,24 小时后可改用颈围加以固定和制动。③患者下床活动前,需根据病情以及手术情况,颈部要戴石膏颈围或塑料颈围。

(2)病情观察。①术后使用心电监护仪:监测血压、脉搏、呼吸、血氧饱和度。②观察伤口局部的渗血和渗液情况:术后 2 小时内须特别注意伤口部位的出血情况,短时间内出血量多并且伴有生命体征改变者,应及时报告医师进行处理。颈后路手术患者还应注意伤口的渗液情况。有引流管者注意保持引流管通畅并记录引流量。③观察患者吞咽与进食情况:颈前路手术 24～48 小时后,咽喉部水肿反应逐渐消退,疼痛减轻,患者吞咽与进食情况应逐渐改善。如果疼痛反而加重,则有植骨块滑脱的可能,应及时进行检查并采取相应的处理措施。

(3)预防并发症。采取的措施主要有:术中确实固定,术后用颈托,进行翻身时注意颈部的制动,将颈部的活动量降到最低程度。术后勿过早进食固体食物,以免吞咽动作过大,导致颈部过屈。高位颈椎术后,必须加强对生命体征的监护,保持呼吸通畅,若发现异常变化,应及时报告医师进行处理。

出血:多见于手术后当天,尤以 12 小时内多见。颈前路术后的颈深部血肿危险性大,严重者可因压迫气管引起窒息而死亡。因此,颈前路术后患者必须加强护理与观察,必要时术后 24 小时应用沙袋压迫伤口。血肿患者常常表现为颈部增粗,发声改变,严重时可出现呼吸困难、口唇鼻翼扇动等窒息症状。在紧急情况下,必须在床边立即拆除缝线,取出血块(或积血),待呼吸情况稍有改善后再送往手术室做进一步的处理。对颈后路的深部血肿,如果没有神经压迫症状,一般不宜做切口开放。除非血肿较大,多数可自行吸收。

植骨块滑脱:实施颈椎植骨融合术的患者,可因术中固定不确实、术后护理不当等原因引起植骨块滑脱,若骨块压迫食管、气管可引起吞咽或呼吸困难,须及时进行手术取出;若滑脱的骨块压迫脊髓,则可引起瘫痪或死亡(高位者),应特别注意预防。

颈前路手术患者,由于术中对咽、喉、食管和气管的牵拉,几乎所有的病例都伴有术后短暂的声音嘶哑与吞咽困难,一般可在手术后 3～5 天自行消失。严重的喉头水肿与痉挛虽不多见,但一旦发生,即可引起窒息甚至死亡,必须提高警惕,尤其是术后早期(24 小时以内)。

伤口感染:颈后路术后较颈前路术后易发生,主要原因为术后长时间仰卧、局部潮湿不透气、伤口渗血多或血肿等为细菌繁殖提供了有利条件。术后应加强伤口周围的护理,及时更换敷料,保持局部清洁、干燥。注意观察患者体温的变化、局部疼痛的性质。如发生感染,应加大抗生素的用量,可拆除数针缝线以利于引流,必要时,视具体情况做进一步的处理。

(4)饮食护理:颈前路术后 24～48 小时内以流质饮食为宜,可嘱患者多食冰冷食物,如冰砖、雪糕等,以减少咽喉部的水肿与渗血,饮食从流质、半流质逐步过渡到普食。可给予高蛋白、高维生素、低脂饮食,食物种类应多样化。长期卧床的患者,应多饮水,多吃蔬菜、水果,预防便秘。手术后期可给予适当的药膳,以增加食欲。

(5)压疮、肺部及泌尿系统感染的预防及护理:实施颈后路手术者,尤应注意防止切口部位的皮肤发生压迫性坏死,可定时将颈部轻轻托起按摩,并保持局部的清洁、干燥。睡石膏床的患者,石膏床内的骨突出部位都应衬以棉花,定时检查、按摩。

七、健康指导

(1)向患者解释颈椎病的恢复过程是长期和慢性的,并且在恢复过程中可能会有反复,应做好心理准备,不必过分担忧。

(2)教会患者活动时保护颈部的方法。①不要使颈部固定在任何一种姿势的时间过长,避免猛力转头动作。应保持正确的姿势,如伏案工作时间长,要每隔一段时间进行颈部多方向运动。②保持正确睡眠姿势,枕头不可过高或过低,避免头偏向一侧。③避免寒冷刺激。④日常生活中注意加强体育锻炼,增强颈部及四肢肌力。颈部肌肉的锻炼方法:先慢慢向一侧转头至最大屈伸、旋转度,停留数秒钟,然后缓慢转至中立位,再转向对侧。每天重复数十次。⑤对颈部每天早、晚进行自我按摩,采用指腹压揉法和捏揉法,促进血液循环,增强颈部肌力,防止肌肉萎缩。⑥按医嘱服用药物。⑦每1～2个月来院复查1次。

第二节　脊　髓　损　伤

一、分类

脊柱骨折或者无骨折脱位合并脊髓或马尾神经损伤是一种严重的并发症。根据损伤部位、程度及临床表现可分以下几类。

(一)完全性脊髓损伤

损伤节段以下感觉、运动均丧失。

(二)不完全性脊髓损伤

(1)中央脊髓损伤综合征。

(2)脊髓半切征。

(3)前脊髓综合征。

(4)后脊髓综合征。

(5)脊髓圆锥综合征。

(6)马尾综合征。

二、诊断

脊髓损伤的诊断应从以下几方面着手:与受伤机制相关的详细病史采集、全面的体格检查、神经功能的评估(确定截瘫的平面以及深浅感觉丧失的程度等)、影像学资料(X线、CT、MRI检查,明确损伤的位置及类型)。

三、治疗

(一)早期治疗

合适的固定,在搬运过程中避免加重脊髓损伤。

(二)药物治疗

(1)脱水药物:20%甘露醇,或与呋塞米联用以增加脱水疗效。

(2)甲泼尼龙冲击疗法:按 30 mg/kg 体重的剂量 30 分钟内滴完,间隔 45 分钟后,按 5.4 mg/(kg·h)的剂量维持 23 小时。但目前仍有争议,部分学者认为伤后 8 小时内使用后患者神经功能改善更明显,仍有部分学者认为对于急性非穿透性脊髓损伤的患者不应使用甲泼尼龙冲击疗法,疗效不确切的同时反而增加了伤口感染和消化道出血的风险。

(3)营养神经药物。

(三)手术治疗

整复脊柱骨折、脱位,使脊髓减压,对不稳定脊柱损伤立即行内固定,以防其移位压迫脊髓。

(四)康复治疗和功能锻炼

行电针、推拿、按摩、高压氧舱等促进神经功能恢复。

(五)积极预防及治疗并发症

(1)保持呼吸道通畅,防止肺部感染。定期翻身拍背,帮助咳痰、排痰,对高位截瘫呼吸肌无力者行气管切开,同时应用抗生素。

(2)防治泌尿系统感染:截瘫者早期留置导尿管,定期更换导尿管并进行膀胱冲洗。

(3)防治压疮:每隔 2~3 小时翻身一次,骨隆起部用软垫或气垫保护,保持皮肤干燥。如发生压疮,注意防止感染。

(4)防治下肢深静脉血栓:可使用气压泵治疗,加强双下肢主动或被动功能锻炼。

四、护理问题

(一)低效性呼吸型态或清理呼吸道无效

低效性呼吸型态或清理呼吸道无效与颈部脊髓损伤及活动受限有关。

(二)有脊髓损伤加重的危险

危险与脊柱骨折压迫脊髓有关。

(三)体温异常

体温异常与体温调节中枢受损有关。

(四)躯体移动障碍

躯体移动障碍与脊髓损伤、牵引有关。

(五)自理能力障碍

自理能力障碍与脊髓损伤、卧床有关。

(六)营养失调

营养低于机体需要量与消化功能降低、患者心理影响有关。

(七)排便异常

排便异常与支配排便的神经损伤或神经反射抑制、长期卧床有关。

(八)排尿异常

排尿异常与膀胱功能障碍有关。

(九)有失用性综合征的危险

危险与瘫痪、长期卧床有关。

(十)潜在并发症

肺部感染、泌尿系统感染、压疮。

(十一)心理变化

绝望、焦虑、恐惧、愤怒等情绪与疾病知识缺乏、认识到疾病预后不良、担心社会角色发生变化有关。

五、护理目标

(1)生命体征平稳。

(2)避免加重脊髓损伤程度。

(3)体温正常。

(4)能最大限度地恢复肢体功能。

(5)患者生活需要得到满足并达到最大限度的自理状态。

(6)维持适当的营养。

(7)患者恢复正常的排便功能。

(8)患者恢复正常的排尿功能。

(9)患者及家属了解功能锻炼知识,患者未发生失用性综合征。

(10)无并发症发生。

(11)消除患者的不良情绪反应,患者能正确面对现实及顺应治疗。

六、护理措施

(一)维持呼吸循环功能

(1)高位颈脊髓损伤时,胸壁肌肉瘫痪,易发生呼吸困难甚至呼吸衰竭。应密切观察呼吸型态、频率、深浅,注意有无发绀、烦躁及呼吸困难,必要时做气管切开,使用呼吸机辅助呼吸。根据病情注意血气检测,了解缺氧程度,必要时给予吸氧。病床旁备好各种急救药物及器械。

(2)颈 1～4 脊髓损伤患者膈神经、横膈及肋间肌的活动丧失,无法深呼吸及咳嗽,易出现呼吸困难,可及早做气管切开,保证有效呼吸。

(3)保持呼吸道通畅,可行雾化吸入,必要时吸痰,防止坠积性肺炎或窒息的发生。

(4)鼓励患者做深呼吸及咳嗽练习,肋间肌麻痹者鼓励用膈肌呼吸。

(5)监测血压、脉搏变化,观察有无休克征兆。

(二)饮食指导

给予高蛋白、高热量、高维生素、富含纤维素、易消化的流质或半流质食物,预防便秘。脊髓损伤后,因交感神经功能下降,胃肠蠕动减慢,易发生腹胀。如有腹胀时应禁食,并给予静脉补液,必要时行胃肠减压。如长时间卧床,应限制食用含钙高的食物,预防泌尿系统结石。

(三)维持正常体温

颈脊髓损伤患者由于自主神经系统功能紊乱,丧失对外界环境温度的调节和适应能力,常出现高热、体温达 40℃ 以上或体温不升,应密切注意体温的变化。高热时一般采取物理降温,如用空调调节室温、减少盖被、冰敷、乙醇擦浴、温水擦浴、冰水灌肠等方法降低体温,同时使用抗生素治疗并发症;体温不升时,给予毛毯、棉被、热水袋保暖,给予温热饮料,热水袋应用布袋包好,以防烫伤皮肤。

(四)保护脊髓功能,防止再损伤

(1)患者应卧硬板床,保持脊柱的平直。颈椎损伤使用沙袋固定头部。

(2)协助颈脊髓损伤患者翻身时,1人固定颈部,其余两人分站患者两侧,保持轴线滚动,防止脊柱扭曲。

(3)颈椎损伤时,立即做颅骨牵引,固定颈椎,防止脊髓损伤加重。应保持有效的牵引,牵引重量不能随意增减,牵引针眼每天消毒2次。

(4)按医嘱给予脱水剂及糖皮质激素(如甲泼尼龙),以减轻组织水肿。

(五)并发症的预防

1.预防肺部并发症

(1)定时翻身,拍背,鼓励患者深呼吸及咳嗽。练习深呼吸可采取吹气球或吹气泡等方法,有效咳嗽的方法是:深吸气,在呼气2/3时咳嗽,反复进行,使痰液咳出。

(2)每天1~2次雾化吸入,以利于排痰。

(3)注意保暖,防止受凉而诱发呼吸道感染。

(4)对颈髓损伤高位截瘫患者可早期行气管切开,减少肺部并发症的发生。对气管切开的患者,应注意保持气管通畅,定时消毒更换内套管,严格遵守无菌原则,预防感染。

(5)保持口腔清洁,每天2次口腔护理。

2.预防泌尿系统感染

脊髓损伤后,患者排尿功能紊乱或丧失,表现为尿潴留或尿失禁。

(1)对排尿异常的患者,可留置导尿管。应每周更换导尿管,每天更换引流袋,注意严格遵守无菌操作原则。

(2)妥善固定导尿管,保持引流通畅。引流管及引流袋不可高于耻骨水平,引流管应从两腿之间通过,注意引流管切不可从身上跨过,防止逆行感染。翻身前,先夹管再翻身,以防尿液逆流。

(3)保持会阴部清洁,每天2次清洁消毒尿道口;鼓励患者多饮水,每天饮水量不少于3 000 mL,使每天尿量保持在1 500 mL以上,预防泌尿系统感染和结石形成。

(4)每天可用1∶5 000呋喃西林溶液500 mL进行膀胱冲洗1~2次,可清除膀胱内沉渣,防止导尿管堵塞,预防感染。

(5)预防性使用抗生素、交替服用碱性及酸性药物,预防泌尿系统感染的发生。

(6)训练膀胱功能:导尿管夹管,每3~4小时开放1次,以避免膀胱痉挛及感染。拔除导尿管后,每2~3小时按摩膀胱1次,可由轻到重从下腹部慢慢向下推按,挤压膀胱,直至膀胱内尿液全部排出,以协助排尿及训练膀胱的反射排尿功能。

(7)勤翻身,加强功能锻炼,防止骨质脱钙,预防泌尿系统结石的形成。

3.预防压疮

脊髓损伤患者由于损伤平面以下皮肤感觉丧失,神经营养功能差,极易发生压疮。

(1)勤翻身,每2～3小时翻身1次,避免局部皮肤长时间受压。要按摩受压皮肤,按摩时可加用少量樟脑乙醇以促进局部血液循环,动作应轻柔。

(2)保护骨突处,如脑后、肩胛部、骶尾部、大转子、足跟等部位易发生压疮,可放置气垫、水垫或棉圈等用具加以保护。

(3)保持床单清洁平整,床垫软硬适度。使用便盆时避免托、拉、拽,防止损伤皮肤。

(4)已发生压疮者,应切除坏死组织,定时更换敷料,必要时可植皮。

4.便秘

(1)合理安排饮食:多进食富含纤维素的食物如蔬菜、水果及粗粮,多饮水,以刺激肠蠕动,防止大便干结。

(2)训练每天定时排便,可顺结肠走向,由右侧向上向左再向下进行腹部环形按摩,以促进肠蠕动,促进排便。

(3)给予缓泻剂如麻仁丸、番泻叶等,或使用开塞露等导泻。

(4)必要时给予灌肠。

(六)功能锻炼

截瘫患者非常容易发生肌肉萎缩、关节僵硬或足下垂等畸形,要指导患者进行功能锻炼,包括已瘫痪与未瘫痪的肌肉和关节的活动。

(1)进行瘫痪肢体的被动运动:髋关节练习伸直、外展活动,防止发生屈曲、内收、内旋畸形。膝关节练习伸屈活动,防止膝关节强直。踝关节练习背屈活动,防止发生足下垂,影响行走功能。以上功能锻炼应每天3～4次,每次15～20分钟。

(2)进行肌肉按摩,促进血液循环,有利于功能恢复。

(3)进行健肢的主动运动:可用哑铃或拉弹簧锻炼上肢和胸背部肌肉。

(4)病情允许时在床上练习坐起,逐渐过渡到借用辅助工具下地站立、行走。指导患者独立完成翻身,穿脱衣裤,自己放便器大小便等。通过锻炼使患者逐渐恢复生活自理能力。

(七)心理护理

脊柱骨折合并脊髓损伤患者由于发生肢体功能障碍或瘫痪,丧失生活工作能力,给患者及家属造成心理和生活上的沉重负担。患者常表现为绝望、焦虑、恐惧或愤怒等心理反应。因此,要多与患者沟通,注意观察患者心理反应,给予患者心理支持和心理疏导,逐步地向患者解释病情,使其面对现实,配合治疗和护理,争取有最好的功能恢复结果。同时要鼓励患者家属及朋友多关心及照顾患者,使患者树立生活的信心。

七、健康指导

(一)康复锻炼

有条件者转入社区康复中心进行康复治疗。坚持进行功能锻炼,预防失用性肌萎缩及关节僵直,提高生活质量。

(二)复查

行内固定术后 1 个月、3 个月、6 个月后复查,检查内固定有无松动移位、骨折愈合及神经恢复情况。

第三节　锁　骨　骨　折

锁骨骨折是常见的骨折之一,占全身骨折的 6% 左右,多见于青少年及儿童。

一、病因及分类

锁骨骨折好发于中 1/3 处,多由间接暴力引起,如跌倒时手掌及肘部着地,传导暴力冲击锁骨发生骨折,多为横行或短斜行骨折。直接暴力亦可以从前方或上方作用于锁骨发生横断性或粉碎性骨折,幼儿多为青枝骨折。

完全性骨折后,近骨折段因受胸锁乳突肌的牵拉而向上、向后移位。远折段因肢体重量作用向下移位,又因胸大肌、胸小肌、斜方肌、背阔肌的作用向前、向内移位而致断端重叠。

二、临床表现及诊断

有外伤史,伤后肩锁部疼痛,肩关节活动受限。因锁骨全长位于皮下,骨折后局部有明显肿胀、畸形、压痛,扪诊可摸到移位的骨折端。其典型体征是痛苦表情、头偏向患侧使胸锁乳突肌松弛而减轻疼痛,同时健侧手支托患肢肘部以减轻因上肢重量牵拉所引起的疼痛。

婴幼儿不能诉说外伤经过和疼痛部位,多为青枝骨折。当局部畸形及肿胀不明显、但活动患肢及压迫锁骨患儿啼哭叫痛时,应考虑有锁骨骨折的可能,必要时拍摄锁骨正位 X 线片以协助诊断。

诊断骨折的同时,还应检查有无锁骨下动、静脉以及臂丛神经的损伤,是否合并有气胸。

三、治疗

(一)幼儿青枝骨折

可仅用三角巾悬吊 3 周。

(二)有移位的锁骨骨折

可行手法复位后以"8"字形绷带固定 4 周。复位时,患者取坐位,双手叉腰,挺胸,双肩后伸以使两骨折端接近,术者此时可复位骨折。然后,在双侧腋窝用棉垫保护后以宽绷带做 X 形固定双肩,经固定后要密切观察有无血管、神经压迫症状,卧床时应取仰卧位,在肩胛区垫枕使两肩后伸。

(三)切开复位内固定

对开放性骨折或合并血管、神经损伤者可行内固定。血管损伤者以及不愈合的病例,可行切开复位克氏针内固定。

锁骨骨折绝大多数皆可采用非手术治疗,虽然多数骨折复位并不理想,但一般都可达到骨折愈合。畸形愈合并不影响功能,儿童锁骨骨折日久后,甚至外观可不残留畸形,因此不必要为追求解剖复位而反复整复及行手术治疗。

四、护理问题

(一)有体液不足的危险

危险与创伤后出血有关。

(二)疼痛

疼痛与损伤、牵引有关。

(三)有周围组织灌注异常的危险

危险与神经、血管损伤有关。

(四)有感染的危险

危险与损伤有关。

(五)躯体移动障碍

躯体移动障碍与骨折脱位、制动、固定有关。

(六)潜在并发症

脂肪栓塞综合征、骨筋膜室综合征、关节僵硬等。

(七)知识缺乏

缺乏康复锻炼知识。

(八)焦虑

焦虑与担忧骨折预后有关。

五、护理目标

(1)患者生命体征稳定。

(2)患者疼痛缓解或减轻,舒适感增加。

(3)能维持有效的组织灌注。

(4)未发生感染或感染得到控制。

(5)保证骨折固定效果,患者在允许的限度内保持最大的活动量。

(6)预防并发症的发生或及早发现及时处理。

(7)患者了解功能锻炼知识。

(8)患者焦虑程度减轻。

六、护理措施

(一)非手术治疗及术前护理

1.心理护理

青少年及儿童锁骨骨折后,因担心肩部、胸部畸形及影响发育和美观,常会产生焦虑、烦躁心理。应告知其锁骨骨折只要不伴有锁骨下神经、血管损伤,即使是在叠位愈合,也不会影响患侧上肢的功能,局部畸形会随着时间的推移而减轻甚至消失,治疗效果较好,以消除患者心理障碍。

2.饮食

给予高蛋白、高维生素、高钙及粗纤维饮食。

3.体位

局部固定后,宜睡硬板床,取半卧位或平卧位,避免侧卧位,以防外固定松动。平卧时不用枕头,可在两肩胛间垫上一个窄枕,使两肩后伸外展;在患侧胸壁侧方垫枕,以免悬吊的患肢肘部及上臂下坠。患者初期对去枕不习惯,有时甚至自行改变卧位,应向其讲清治疗卧位的意义,使其接受并积极配合。告诉患者日间活动不要过多,尽量卧床休息,离床活动时用三角巾或前臂吊带将患肢悬吊于胸前,双手叉腰,保持挺胸、提肩姿势,可缓解对腋下神经、血管的压迫。

4.病情观察

观察上肢皮肤颜色是否发白或青紫,温度是否降低,感觉是否麻木。如有上述现象,可能系"8"字绷带包扎过紧所致。应指导患者双手叉腰,尽量使双肩外展后伸,如症状仍不缓解,应报告医师适当调整绷带,直至症状消失。"8"字绷带包扎时禁忌做肩关节前屈、内收动作,以免腋部血管、神经受压。

5.功能锻炼

(1)早、中期:骨折急性损伤经处理后2～3天,损伤反应开始消退,肿胀和疼痛减轻,在无其他不宜活动的前提下,即可开始功能锻炼。

准备:仰卧于床上,两肩之间垫高,保持肩外展后伸位。

第1周,做伤肢近端与远端未被固定的关节所有轴位上的运动,如握拳,伸指,分指,腕绕环,肘屈伸,前臂旋前、旋后等主动练习,幅度尽量大,逐渐增大力度。

第2周,增加肌肉的收缩练习,如捏小球、抗阻腕屈伸运动。

第3周,增加抗阻的肘屈伸与前臂旋前、旋后运动。

(2)晚期:骨折基本愈合,外固定物去除后进入此期。此期锻炼的目的是恢复肩关节活动度,常用的方法有主动运动、被动运动、助力运动和关节主动牵伸运动。

第1～2天,患肢用三角巾或前臂吊带悬挂胸前站立位,身体向患侧侧屈,做肩前后摆动;身体向患侧侧屈并略向前倾,做肩内外摆动。应努力增大外展与后伸的运动幅度。

第3～7天,开始做肩关节各方向和各轴位的主动运动、助力运动和肩带肌的抗阻练习,如双手握体操棒或小哑铃,左右上肢互助做肩的前上举、侧后举和体后上举,每个动作5～20次。

第2周,增加肩外展和后伸主动牵伸:双手持棒上举,将棍棒放颈后,使肩外展、外旋,避免做大幅度和用大力的肩内收与前屈练习。

第3周,增加肩前屈主动牵伸、肩内外旋牵伸:双手持棒体后下垂将棍棒向上提,使肩内旋。

以上练习的幅度和运动量以不引起疼痛为宜。

(二)术后护理

1.体位

患侧上肢用前臂吊带或三角巾悬吊于胸前,卧位时去枕,在肩胛区垫枕使两肩后伸,同时在患侧胸壁侧方垫枕,防止患侧上肢下坠,保持上臂及肘部与胸部处于平行位。

2.症状护理

(1)疼痛:疼痛影响睡眠时,适当给予止痛、镇静剂。

(2)伤口:观察伤口有无渗血、渗液情况。

3.一般护理

协助患者洗漱、进食及排泄等,指导并鼓励患者做些力所能及的自理活动。

4.功能锻炼

在术后固定期间,应主动进行手指握拳、腕关节的屈伸、肘关节屈伸及肩关节外展、外旋和后伸运动,不宜做肩前屈、内收的动作。

七、健康指导

(一)休息

早期卧床休息为主,可间断下床活动。

(二)饮食

多食高蛋白、高维生素、含钙丰富、刺激性小的食物。

(三)固定

保持患侧肩部及上肢于有效固定位,并维持 3 周。

(四)功能锻炼

外固定的患者需保持正确的体位,以维持有效固定,进行早、中期的锻炼,避免肩前屈、内收动作。解除外固定后则加强锻炼,着重练习肩的前屈、肩旋转活动,如两臂做划船动作。值得注意的是应防止两种倾向:①放任自流,不进行锻炼;②过于急躁,活动幅度过大,力量过猛,造成软组织损伤。

(五)复查时间及指征

术后 1 个月、3 个月、6 个月需进行 X 线片复查,了解骨折愈合情况。有内固定者,于骨折完全愈合后取出。对于手法复位外固定患者,如出现下列情况须随时复查:骨折处疼痛加剧,患肢麻木,手指颜色改变,温度低于或高于正常等。

第四节　肱骨干骨折

肱骨干骨折指肱骨髁上与胸大肌止点之间的骨折。

一、解剖概要

肱骨干中段后外侧有桡神经沟,桡神经在其内紧贴。当肱骨中、下 1/3 交界处骨折时,易合并桡神经损伤。上臂有多个肌肉附着点,故不同平面骨折所致骨折移位也不同。

二、病因及移位

(一)病因

(1)直接暴力多致中、上 1/3 骨折,多为横行或粉碎骨折。

(2)传导暴力多导致中、下 1/3 段骨折,多为斜行或螺旋形。

(3)旋转暴力多可引起肱骨中、下 1/3 交界处骨折,所引起的肱骨骨折多为典型螺旋形骨折。

(二)移位

如骨折平面在三角肌止点上者,近折端受胸大肌、大圆肌、背阔肌牵拉向内移位,远折端因三角肌、肱二头肌、肱三头肌作用向外上移位。如骨折平面在三角肌止点以下,近折端受三角肌和喙肱肌牵拉向外前移位,远折端受肱二头肌、肱三头肌作用向上重叠移位。

三、临床表现及诊断

此种骨折均有明显的外伤史。若有局部肿胀、压痛、畸形、反常活动及骨擦音,均可诊断骨折。X 线检查可确诊骨折,明确骨折部位、类型及移位情况,以供治疗参考。如合并神经损伤者,可出现典型垂腕、伸拇及伸掌指关节功能丧失以及手背桡侧皮肤有大小不等的感觉麻木区。

四、治疗

肱骨被丰厚的肌肉包绕,轻度的成角短缩畸形在外观不明显,对功能也无影响。因此无须为追求良好的复位而滥用手术治疗。

（一）对横断、斜行或粉碎性骨折

可于复位后用夹板或石膏固定,练习肩关节活动时应弯腰90°,做钟摆样活动。因为直立位练习易引起骨折部位成角畸形。

（二）对螺旋形或长斜行骨折

可采用小夹板固定,亦可采用悬垂石膏固定,通过石膏重量牵引使骨折复位,但患者不能平卧,睡觉时需取半卧位。

（三）对肱骨开放性骨折

断端嵌入软组织或手法复位失败的闭合骨折,同一肢体多发骨折或合并神经、血管损伤需手术探查者,可行切开复位内固定。

闭合性肱骨干骨折合并桡神经损伤时,一般采用非手术方法治疗。观察2～3个月后,若桡神经仍无神经功能恢复的表现,可再行手术探查。在观察期间将腕关节置于功能位,多做伤侧手指伸直活动以防僵硬或畸形。

五、护理问题

（一）有体液不足的危险

危险与创伤后出血有关。

（二）疼痛

疼痛与损伤、牵引有关。

（三）有周围组织灌注异常的危险

危险与神经、血管损伤有关。

（四）有感染的危险

危险与损伤有关。

（五）躯体移动障碍

躯体移动障碍与骨折脱位、制动、固定有关。

（六）潜在并发症

脂肪栓塞综合征、骨筋膜室综合征、关节僵硬等。

（七）知识缺乏

缺乏康复锻炼知识。

（八）焦虑

焦虑与担忧骨折预后有关。

六、护理目标

(1)患者生命体征稳定。

(2)患者疼痛缓解或减轻,舒适感增加。

(3)能维持有效的组织灌注。

(4)未发生感染或感染得到控制。

(5)保证骨折固定效果,患者在允许的限度内保持最大的活动量。

(6)预防并发症的发生或及早发现及时处理。

(7)患者了解功能锻炼知识。

(8)患者焦虑程度减轻。

七、护理措施

(一)手术治疗及术前护理

1.心理护理

肱骨干骨折,特别是伴有桡神经损伤时,患肢伸腕、伸指功能障碍,皮肤感觉减退,患者心理压力大,易产生悲观情绪。应向患者介绍神经损伤修复的特殊性,告知骨折端将按 1 mm/d 的速度由近端向远端生长,治疗周期长,短期内症状改善不明显,使患者有充分的思想准备。关注患者感觉和运动恢复的微小变化,并以此激励患者,使其看到希望。

2.饮食

给予高蛋白、高热量、高维生素、含钙丰富的饮食,以利于骨折愈合。

3.体位

U形石膏托固定时可平卧,患侧肢体以枕垫起,保持复位的骨折不移动。悬垂石膏固定 2 周内只能取坐位或半卧位,以维持其下垂牵引作用。但下垂位或过度牵引,易引起骨折端分离,特别是中、下 1/3 处横行骨折,其远折端血供差,可致骨折延迟愈合或不愈合,需予以注意。

4.皮肤护理

桡神经损伤后,引起支配区域皮肤营养改变,使皮肤萎缩干燥,弹性下降,容易受伤,而且损伤后伤口易形成溃疡。预防:①每天用温水擦洗患肢,保持清洁,促进血液循环;②定时变换体位,避免皮肤受压引起压疮;③禁用热水袋,防止烫伤。

5.观察病情

(1)夹板或石膏固定者,观察伤口及患肢的血运情况,如出现患肢青紫、肿胀、剧痛等,应立即报告医师处理。

(2)伴有桡神经损伤者,应观察其感觉和运动功能恢复情况。通过检查汗腺功能,可了解自主神经恢复情况。

(3)如骨折后远端皮肤苍白、皮温低,且摸不到动脉搏动,在排除夹板、石膏固定过紧的因素外,应考虑有肱动脉损伤的可能;如前臂肿胀严重,皮肤发绀、湿冷,则可能有肱静脉损伤。出现上述情况应及时报告医师处理。

6.功能锻炼

(1)早、中期:骨折固定后立即进行上臂肌肉的早期舒缩活动,可加强两骨折端在纵轴上的压力,以利于愈合。握拳、腕屈伸及主动耸肩等动作每天 3 次,并根据骨折的部位,选择相应的锻炼方法。

肱骨干上 1/3 段骨折,骨折远端向外上移位。①第 8 天站立位,上身向健侧侧屈并前倾 30°,患肢在三角巾或前臂吊带支持下,自由下垂 10～20 秒,做 5～10 次;②第 15 天增加肩前后摆动 8～20 次,做伸肘的静力性收缩练习 5～10 次,抗阻肌力练习,指屈伸、握拳和腕屈伸练习,前臂旋前、旋后运动;③第 22 天增加身体上身向患侧侧屈,患肢在三角巾或吊带支持下左右摆动 8～20 次。

肱骨干中 1/3 段骨折,骨折远端向上、向内移位。①第 8 天站立位上身向患侧侧屈并前倾约 30°,患肢在三角巾或吊带支持下,自由下垂 10～20 秒,做 5～10 次;②第 15 天增加肩前后摆动练习,做屈伸肘的静力性收缩练习 5～10 次。伴有桡神经损伤者,用弹性牵引装置固定腕关节功能位,用橡皮筋将掌指关节牵拉,进行手指的主动屈曲运动。在健肢的帮助下进行肩、肘关节的运动,健手握住患侧腕部,使患肢向前伸展,再屈肘后伸上臂。

肱骨干下 1/3 段骨折:此型骨折易造成骨折不愈合,更应重视早期锻炼。①第 3 天患肢三角巾胸前悬吊位,上身向患侧侧屈并前倾约 30°做患肢前后、左右摆动各 8～20 次;②第 15 天增加旋转肩关节运动,即身体向患侧倾斜,屈肘90°,使上臂与地面垂直,以健手握患侧腕部:做画圆圈动作。双臂上举运动,即两手置于胸前,十指相扣,屈肘 45°,用健肢带动患肢,先使肘屈曲 120%,双上臂同时上举,再缓慢放回原处。

(2)晚期:去除固定后第 1 周可进行肩摆动练习,站立位上身向患侧侧屈并略前倾,患肢做前后、左右摆动,垂直轴做绕环运动;第 2 周用体操棒协助进行肩屈、伸、内收、外展、内旋、外旋练习,并做手爬墙练习,用拉橡皮带做肩屈、伸、内收、外展及肘屈等练习,以充分恢复肩带肌力。

（二）术后护理

1.体位

内固定术后，使用外展架固定者，以半卧位为宜。平卧位时，可于患肢下垫一软枕，使之与身体平行，并减轻肿胀。

2.疼痛的护理

（1）找出引起疼痛的原因：手术切口疼痛在术后 3 天内较剧烈，以后逐天递减。组织缺血引起的疼痛表现为剧烈疼痛且呈进行性，肢体远端有缺血体征。手术 3 天后，如疼痛呈进行性加重或搏动性疼痛，伴皮肤红、肿、热，伤口有脓液渗出或有臭味，则多为继发感染引起。

（2）手术切口疼痛可用镇痛药；缺血性疼痛须及时解除压迫，松解外固定物；如发生骨筋膜室综合征须及时切开减压；发现感染时报告医师处理伤口，并应用有效抗生素。

（3）移动患者时，对损伤部位要重点托扶保护，缓慢移至舒适体位，以免引起或加重疼痛。

3.预防血管痉挛

行神经修复和血管重建术后，可能出现血管痉挛。

（1）避免一切不良刺激：严格卧床休息，石膏固定患肢 2 周；患肢保暖，保持室温 25 ℃左右。不在患肢测量血压，镇痛，禁止吸烟与饮酒。

（2）1 周内应用扩血管、抗凝药，保持血管的扩张状态。

（3）密切观察患肢血液循环的变化：检查皮肤颜色、温度，毛细血管回流反应、肿胀或干瘪，伤口渗血等。

4.功能锻炼

详见术前护理相关内容。

八、健康指导

（一）饮食

多食高蛋白、高维生素、含钙丰富的饮食。

（二）体位

对桡神经损伤后行外固定者，应确保外固定的稳定，以保持神经断端于松弛状态有利于恢复。

（三）药物

对伴有神经损伤者，遵医嘱口服营养神经药物。

（四）进行功能锻炼

防止肩、肘关节僵硬或强直而影响患肢功能。骨折 4 周内，严禁做上臂旋转活动。

（五）复查指征及时间

U 形石膏固定的患者，在肿胀消退后，石膏固定会松动，应复诊；悬吊石膏固定 2 周后，更换长臂石膏托，继续维持固定 6 周左右。伴桡神经损伤者，定期复查肌电图，了解神经功能恢复情况。

第五节　股骨颈骨折

股骨颈骨折常见于老年人，女性为多。

一、临床表现及诊断

股骨颈骨折分类方法很多，常见的分类法如下。

（1）按骨折线的部位可分为：①头下型；②经颈型；③基底型。其中，头下骨折因旋股内、外侧动脉的分支受伤重，易致股骨头血供受损，导致股骨头缺血性坏死。

（2）按骨折线方向可分为：①内收型；②外展型。内收型指两髂嵴连线与骨折线所成角（鲍维尔角）大于 50°，而外展型则指此角小于 50°。后者颈干角增大，骨端嵌插稳定，属稳定型骨折，骨折愈合率高。

（3）AO 分型：①B1 型，头下型，骨折轻度移位；②B2 型，经颈型；③B3 型，头下型，明显移位。

（4）根据骨折移位程度可分为：①Garden Ⅰ 型，不完全骨折；②Garden Ⅱ 型，完全骨折无移位；③Garden Ⅲ 型，完全骨折，部分移位；④Garden Ⅳ 型，完全骨折，完全移位。

股骨颈骨折患者有受伤病史，伤足呈 45°～60° 外旋畸形，患髋内收、轻度屈曲、短缩。大粗隆上移并有叩痛，髂股三角（布瑞安三角）底边缩短，股骨大转子顶端在坐骨结节至髂前上棘的连线（内拉通线）之上。嵌插骨折和疲劳骨折的临床症状不典型，有时患者尚可步行或骑车。

二、治疗

(一)外展型或无明显移位的嵌插型骨折

可持续皮牵引 6～8 周。去牵引后可逐渐练习扶双拐下地,患肢不负重,直至骨折愈合。在牵引及行走时,患髋忌做外旋活动。

(二)内收型骨折或有移位的股骨颈骨折

牵引患肢于外展内旋位,进行内固定。内固定的方法有以下几种。

(1)闭合复位三翼钉内固定已少见使用,现多以多根空心加压螺钉固定。

(2)滑槽加压螺钉加接骨板,有加压作用,使骨折线紧密对合,加快骨愈合。

(3)股骨近端髓内固定系统。

(4)骨圆针内固定:此法更适合于青少年病例,有时还须辅以髋"人"字石膏外固定或牵引。

(5)人工股骨头置换术:对年龄大于 65 岁、头下型骨折不稳定的患者,或骨折不愈合和股骨头缺血性坏死的患者,如全身情况容许,可做人工股骨头置换。

(6)姑息疗法:对年龄较大,体质较差患者可使患肢于中立位皮牵引 3 个月。

(三)陈旧性股骨颈骨折不愈合

(1)闭合复位内固定:对年龄较大患者仍可采用闭合复位加压螺钉固定。对年轻患者,可同时行带血管蒂的骨瓣植骨。

(2)截骨术:可行转子间截骨术,改变负重力线,增宽负重面。

(3)人工股骨头置换术。

三、并发症

(1)骨折不愈合。

(2)股骨头缺血性坏死是股骨颈骨折十分常见的晚期并发症,发生率为20%～45%。当患者已恢复正常活动后患髋又出现疼痛时应复查,若 X 线片显示股骨变白、囊性变或股骨头塌陷,可认为是股骨头缺血性坏死的表现,但往往难以预测其发生趋势。

迄今为止仍无有效的方法预测和治疗股骨头缺血性坏死。在股骨头未塌陷前,进行保护治疗,避免负重,但往往很难阻止股骨头塌陷。塌陷后,可通过截骨术改变其承重面。髋臼条件好者,可行人工股骨头置换,否则行全髋置换。如无置换条件可采用髋关节融合术。

四、护理问题

(一)有体液不足的危险

危险与创伤后出血有关。

(二)疼痛

疼痛与损伤、牵引有关。

(三)有周围组织灌注异常的危险

危险与神经、血管损伤有关。

(四)有感染的危险

危险与损伤有关。

(五)躯体移动障碍

躯体移动障碍与骨折脱位、制动、固定有关。

(六)潜在并发症

脂肪栓塞综合征、骨筋膜室综合征、关节僵硬等。

(七)知识缺乏

缺乏康复锻炼知识。

(八)焦虑

焦虑与担忧骨折预后有关。

五、护理目标

(1)患者生命体征稳定。

(2)患者疼痛缓解或减轻,舒适感增加。

(3)能维持有效的组织灌注。

(4)未发生感染或感染得到控制。

(5)保证骨折固定效果,患者在允许的限度内保持最大的活动量。

(6)预防并发症的发生或及早发现及时处理。

(7)患者了解功能锻炼知识。

(8)患者焦虑程度减轻。

六、护理措施

(一)非手术治疗及术前护理

1.心理护理

老年人意外致伤,常常自责,顾虑手术效果,担忧骨折预后,易产生焦虑、恐惧心理。应给予耐心的开导,介绍骨折的特殊性及治疗方法,并给予悉心的照顾,以减轻或消除心理问题。

2.饮食

宜提供高蛋白、高维生素、高钙、粗纤维及果胶成分丰富的食物。品种多样,色、香、味俱全,且易消化,以适合于老年骨折患者。

3.体位

(1)必须向患者及其家属说明保持正确体位是治疗骨折的重要措施之一,以取得配合。

(2)指导与协助维持患肢于外展中立位:患肢置于软枕或布朗架上,行牵引维持之,并穿防旋鞋;忌外旋、内收,以免重复受伤机制而加重骨折移位;不侧卧;尽量避免搬动髋部,如若搬动,需平托髋部与肢体。

(3)在调整牵引、松开皮套检查足跟及内外踝等部位有无压疮时,或去手术室的途中,均应妥善牵拉以固定肢体;复查 X 线片尽量在床旁,以防骨折或移位加重。

4.维持有效牵引效能

不能随意增减牵引重量,若牵引量过小,不能达到复位与固定的目的;若牵引量过大,可发生移位。

5.并发症

(1)心、脑血管意外及应激性溃疡

(2)便秘、压疮、下肢静脉血栓形成、肺部、泌尿道感染。

6.功能锻炼

骨折复位后,即可进行股四头肌收缩和足趾及踝关节屈伸等功能锻炼。3～4 周骨折稳定后可在床上逐渐练习髋、膝关节屈伸活动。解除固定后扶拐不负重下床活动直至骨折愈合。

(二)术后护理

1.体位

肢体仍为外展中立位,不盘腿,不侧卧,仰卧时在两大腿之间置软枕或三角形厚垫。各类手术的特殊要求如下所述。

(1)三翼钉内固定术:术后 2 天可坐起,2 周后坐轮椅下床活动。3～4 周可扶双拐下地,患肢不负重,防跌倒(开始下床活动时,须有人在旁扶持)。6 个月后去拐,患肢负重。

(2)移植骨瓣和血管束术:术后 4 周内保持平卧位,禁止坐起,以防髋关节活动度过大,造成移植的骨瓣和血管束脱落。4～6周后,帮助患者坐起并扶拐下床做不负重活动。3个月后复查 X 线片,酌情由轻到重负重行走。

(3)转子间或转子下截骨术:戴石膏下地扶双拐,并用 1 根长布带兜住石膏腿挂在颈部,以免石膏下坠引起不适。

(4)人工股骨头、髋关节置换术:向患者说明正确的卧姿与搬运是减少潜在并发症(脱位)的重要措施,帮助其提高认识,并予以详细地指导,以避免置换的关节外旋和内收而致脱位。①置患者于智能按摩床垫上,以减少翻身。②使用简易接尿器以免移动髋关节。③放置便盆时从健侧置盆,以保护患侧。④侧卧时,卧向健侧,并在两腿之间置三角形厚垫或大枕头,也可使用辅助侧卧位的抱枕,使髋关节术后的患者能够在自己随意变换体位时而不发生脱位(若患肢髋关节内旋内收,屈曲＞90°就有发生脱位的危险。⑤坐姿:双下肢不交叉,坐凳时让术肢自然下垂;不坐低椅。⑥不屈身向前及向前拾起物件。一旦发生脱位,立即制动,以减轻疼痛和防止发生血管、神经损伤;然后进行牵引、手法复位乃至再次手术。

2.潜在并发症的观察与护理

(1)出血:行截骨、植骨、人工假体转换术后,由于手术创面大,且需切除部分骨质,老年人血管脆性增加、凝血功能低下,易致切口渗血,应严密观察局部和全身情况。①了解术中情况,尤其是出血量。②术后 24 小时内患肢局部制动,以免加重出血;严密观察切口出血量(尤其是术后 6 小时内),注意切口敷料有无渗血迹象及引流液的颜色、量,确保引流管不受压、不扭曲,以防积血残留在关节内。③监测神志、瞳孔、脉搏、呼吸、血压、尿量每小时 1 次,有条件者使用床旁监护仪,警惕失血性休克。

(2)切口感染:多发生于术后近期,少数于术后数年发生深部感染,后果严重,甚至需取出置换的假体,因此要高度重视。①术前:严格备皮,切口局部皮肤有炎症、破损需治愈后再手术;加强营养;配合医师对患者进行全身检查并积极治疗糖尿病及牙龈炎、气管炎等感染灶;遵医嘱预防性地应用抗生素。②术中严格遵守无菌技术操作。③术后充分引流,常用负压吸引,其目的在于引流关节内残留的渗血、渗液,以免局部血液淤滞,引起感染。④识别感染迹象:关节置换术后患者体温变化的曲线可呈"双峰"特征,即在术后 1～3 天为第 1 高峰,平均38.0 ℃;此后体温逐渐下降,术后 5 天达最低,平均 37.0 ℃;此后体温又逐渐升高,术后 8～10 天为第 2 高峰,平均 37.5 ℃。初步认为造成此现象的原因是吸收热(手术伤口的组织分解产物,如血液、组织液、渗出液等被吸收而引起的发热)

和异物热(金属假体、骨水泥、聚乙烯等磨损碎屑等异物引起的发热)。当体温出现"双峰"特征时,给予适当解释,避免患者焦虑和滥用抗生素。

(3)血栓形成:有肺栓塞、静脉栓塞、动脉栓塞。肺栓塞可能发生于人工髋关节术中或术后 24 小时内,虽少见,但来势凶猛,这是由于手术中髓内压骤升导致脂肪滴进入静脉所致;静脉栓塞,尤其是深静脉栓塞,在人工关节置换术后的发生率较高;动脉栓塞的可能性较小。血栓重在预防:①穿高弹袜(长度从足部到大腿根部);②妥善固定、制动术肢;③遵医嘱预防性使用低分子肝素钙、右旋糖酐-40;④严密观察生命体征、意识状态和皮肤黏膜情况,警惕肺栓塞形成;⑤经常观察术肢血液循环状况。当肢体疼痛,进行性加重,被动牵拉指(趾)可引起疼痛,严重时肢体坏死,为动脉栓塞;肢体明显肿胀,严重时肢端坏死则为静脉栓塞。

3.功能锻炼

一般手术患者的功能锻炼在前面内容已提到,在此着重介绍髋关节置换术后的功能锻炼。

(1)术后 1 天可做深呼吸,并开始做小腿及踝关节活动。

(2)术后 2～3 天进行健肢和上肢练习,做患肢肌肉收缩,进行股四头肌等长收缩和踝关节屈伸,收缩与放松的时间均为 5 秒,每组 20～30 次,每天 2～3 组。拔除伤口引流管后,协助患者在床上坐起,摇起床头 30°～60°,每天 2 次。

(3)术后 3 天继续做患肢肌力训练,在医师的允许下增加髋部屈曲练习。患者仰卧伸腿位,收缩股四头肌,缓缓将患肢足跟向臀部滑动,使髋屈曲,足尖保持向前,注意防止髋内收、内旋,屈曲角度不宜过大(<90°),以免引起髋部疼痛和脱位。保持髋部屈曲 5 秒后回到原位,放松 5 秒,每组 20 次,每天 2～3 组。

(4)术后 4 天继续患肢肌力训练。患者用双手支撑床坐起,屈曲健肢,伸直患肢,移动躯体至床边。护士在患侧协助,一手托住患肢的足跟部,另一手托起患侧的腘窝部,随着患者移动而移动,使患肢保持轻度外展中立位。协助患者站立时,嘱患者患肢向前伸直,用健肢着地,双手用力撑住助行器挺髋站起。患者坐下前,腿部应接触床边。

(5)术后 5 天继续患肢肌力训练和器械练习。护士要督促患者在助行器协助下做站立位练习,包括外展和屈曲髋关节。患者健肢直立,缓慢将患肢向身体侧方抬起,然后放松,使患肢回到身体中线。做此动作时要保持下肢完全伸直,膝关节及足趾向外。屈曲髋关节时,从身体前方慢慢抬起膝关节,注意勿使膝关节高过髋关节,小腿垂直于地面,胸部勿向前弯曲。指导患者在助行器的协助下练习行走：患者双手撑住助行器，先迈健肢，身体稍向前倾，将助行器推向前方，用手撑住助行器，将患肢移至健肢旁；重复该动作，使患者向前行走，逐步增加步行距离。在进行步行锻炼时，根据患者关节假体的固定方式决定患肢负重程度（骨水泥固定的假体可以完全负重；生物型固定方式则根据手术情况而定，可部分负重；而行翻修手术的患者则完全不能负重）。在练习过程中，患者双手扶好助行器，以防摔倒。

（6）术后 6 天到出院继续患肢肌力、器械和步行训练。在患者可以耐受的情况下，加强髋部活动度的练习，如在做髋关节外展的同时做屈曲和伸展活动、增加练习强度和活动时间，逐步恢复髋关节功能。

七、健康指导

由于髋关节置换术后需防止脱位、感染、假体松动、下陷等并发症，为确保疗效，延长人工关节使用年限，特做如下指导。

（一）饮食

多进富含钙质的食物，防止骨质疏松。

（二）活动

避免增加关节负荷量，如体重增加、长时间站或坐、长途旅行、跑步等。

（三）日常生活

洗澡用淋浴而不用浴缸，如厕用坐式而不用蹲式。

（四）预防感染

关节局部出现红、肿、痛及不适，应及时复诊；在做其他手术前（包括牙科治疗）均应告诉医师曾接受了关节置换术，以便预防用抗生素。

（五）复查

基于人工关节经长时间磨损与松离，必须遵医嘱定期复诊，完全康复后，每年复诊 1 次。

第六章 危重症护理

第一节 心力衰竭

心力衰竭是各种心脏疾病导致心功能不全的一种综合征,表现为心肌收缩力下降使心排出量不能满足机体代谢的需要。一旦出现心力衰竭,大部分患者就步入一个进行性恶化的过程。其中慢性心力衰竭是目前唯一的发病率仍在上升的心血管病,患者数量日益增加。随着年龄增高,心力衰竭的患病率显著上升;有研究显示,在 45～94 岁年龄段,年龄每增加 10 岁,心力衰竭的发病率约翻一倍,是老年人死亡的主要原因之一。

一、心力衰竭的病理生理

(一)心力衰竭的定义

根据美国心脏病学会/美国心脏协会发表的"成人慢性心脏衰竭的诊断与治疗指南",心力衰竭是由各种损害心室充盈或射血功能的结构或功能性心脏疾病引发的一组"复杂的临床症状",此时心脏不能提供足够的氧供应新陈代谢的需要。心力衰竭时液体潴留可能导致肺水肿,听诊出现湿啰音以及外周水肿;肺内液体潴留会影响气体交换,导致疲乏;而后出现呼吸困难以及活动无耐力。随着研究进展,"心力衰竭"这一名词取代了"充血性心力衰竭",这是因为心力衰竭患者不总是出现液体超负荷或肺充血。

(二)心力衰竭的病因

心力衰竭的病因复杂多样。临床上左心衰竭的常见原因可能是高血压、心肌梗死引起的非功能性心肌损伤或病毒性心肌炎;氧供不足导致冠状动脉狭窄可能会引起心肌收缩力不足,也会引发左心衰竭;还可由瓣膜关闭不全、房间隔缺损或室间隔缺损造成。右心衰竭最常见的病因是继发于左心衰竭,另外可由任何增加肺内压力的因素造成,如肺气肿、肿瘤、早期肺动脉高压、阻塞性睡眠呼吸暂停以及机械通气。

(三)心力衰竭的代偿机制

人体有许多的反应机制来对心力衰竭进行代偿。

1.代偿机制一

最初的反应是短期急性反应(数分钟到数小时以内),主要由肾上腺分泌的肾上腺素和去甲肾上腺素大量释放入血所致,去甲肾上腺素也可由神经释放。在心力衰竭处于代偿期时,肾上腺素和去甲肾上腺素能增强心肌的做功能力,这有助于提高心排血量,从而在一定程度上代偿性地克服心脏的泵血能力问题。心排血量可以恢复到正常,不过此时心率增快且心搏有力。在没有心脏病的个体,这种短期的应急性反应是有益的。但在有慢性心力衰竭的患者,这种代偿反应可能会导致已经受损的心血管系统对这种激素需求的长期增加,随着时间的推移,这种需求的增加将导致心功能的恶化。

2.代偿机制二

代偿机制二是指肾脏增强其潴盐(钠离子)作用。由于钠潴留,为保持血液中钠离子浓度恒定,机体同时要通过肾脏重吸收一定量的水分。这种额外的水分使血液循环容量增加,这在最初可以使心脏的做功得到一定程度的改善。体内液体潴留的一个重要的结果就是较大容量的血液使得心肌伸长。这种伸长的心肌收缩力增强。然而,随着心力衰竭的进展,循环中过多的液体渗出并聚积在身体的各个部位,引起水肿。液体聚积的部位取决于液体增多的程度以及重力的作用。如果人体站立,则液体渗出主要发生在双大腿和脚。同样,如果是处于卧位,则液体通常聚积在腰背部和腹部。此时因为液体和钠离子的潴留,常见患者体重增加。

3.代偿机制三

代偿机制三是指心肌肥厚。肥厚心肌的收缩力更强,但最后却导致心功能失调,心力衰竭恶化。

二、心力衰竭的症状和分级

(一)临床表现

1.主要症状

处于失代偿期的心力衰竭患者常在体力活动时感到疲倦和乏力,这是他们的肌肉不能获得足够的血液供应所致。常出现水肿,水肿的部位和程度也取决于心脏受损的部位,右心与左心的衰竭呈现不同的水肿特点。

2.左、右心衰竭的症状特点

右心疾病时血液淤积于右心,这种血流的淤积,导致脚部、踝部、大腿、肝脏及腹部水肿。左心疾病时液体主要淤积在肺部(肺水肿),从而导致极度的气促。最初气促发生在运动期间,但随着疾病的进展,症状在休息状态下也会出现。有时气促发生在夜间,这是由于夜晚患者平卧时,较多的液体回流入肺部所致;此时患者从睡眠中醒来,并感到气急;采取端坐或站立体位后,液体从肺流出,患者的症状很快缓解。当患者肺部出现严重液体聚积(急性肺水肿)时可危及生命。

(二)心力衰竭的分级

美国心脏病学会/美国心脏协会在 2001 年的指南中介绍了心力衰竭的分级系统和建议的治疗(图 6-1、图 6-2),以帮助临床工作者对心力衰竭的不同阶段加以分类。此系统的意义在于指导实践者鉴别和治疗有活动性疾病及心力衰竭风险的患者,早期确诊和建立正确的治疗方案或生活方式,以降低发病率和病死率。此系统并非意图替换纽约心功能分级(New York Heart Association,NHYA)的心力衰竭功能分级,NYHA 的功能分级描述了美国心脏病学会/美国心脏协会分级系统中 C 和 D 阶段的功能状态。

NYHA 功能分级

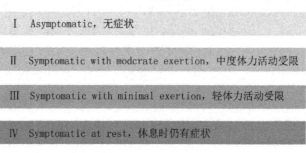

图 6-1 NYHA 心功能分级

三、心力衰竭患者的监测与护理

(一)心力衰竭的临床评估和监测

心力衰竭患者虽经治疗,病死率仍然很高。在患者方面,常因为治疗依从性较差,长期心力衰竭造成悲观情绪,对治疗前景失去信心。患者的就诊、随访率较低,使一些患者失去了其他治疗机会,例如伴有房颤患者的抗血栓治疗,冠心病、瓣膜病的介入治疗和手术治疗等。因此,急需落实心力衰竭患者的规范治疗,而护理在"心力衰竭的预防、早期诊断、制定优化治疗方案、制定患者随访计划"中起着重要的作用,需要发挥专科的特长。

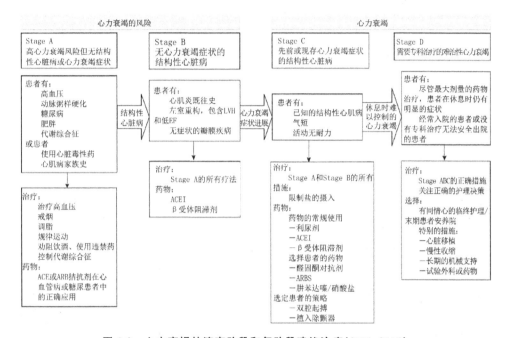

图 6-2　心力衰竭的演变阶段和每阶段建议治疗(2001,2005)

1.护理评估

(1)心力衰竭的症状和体征标准:临床上具备以下 2 个主要条件,或 1 个主要条件和 2 个次要条件时可判断患者有心力衰竭。①主要条件:颈静脉怒张、肺部啰音、心脏扩大、急性肺水肿、奔马律、阵发性夜间呼吸困难或端坐呼吸、静脉压上升超过 1.6 kPa(12 mmHg)、循环时间>25 秒、肝颈静脉反流征阳性。②次要条件:踝部水肿、夜间咳嗽、劳累性呼吸困难、瘀血性肝大、胸腔积液、潮气量减少到最大量的 1/3、心率大于 120/分。

区别左、右心衰竭的常用指标为以下几点。①左侧心力衰竭:肺毛细血管楔压>1.6 kPa(12 mmHg),左室舒张末压>1.3 kPa(10 mmHg),心排血指数<2.6 L/(min·m²)。②右侧心力衰竭:右室舒张末压>0.7 kPa(5 mmHg),心排血指数<2.6 L/(min·m²)。

(2)诱因评估:身体或精神过度疲劳,急性感染,特别是呼吸道感染,静脉输液过多过快,药物使用不当,例如不恰当地使用抑制心肌收缩的药物或突然停用强心药,严重心律失常等。

(3)其他临床表现评估。①晕厥:由于心排血量减少引起脑部缺血而发生的短暂的意识丧失。发作持续数秒时可有四肢抽搐、呼吸暂停、发绀等表现。②休克:除原有心脏体征外,出现血压下降、脉压减小、心率增快、脉搏细弱、皮肤湿冷、面色苍白、尿量减少、烦躁不安的表现。③急性肺水肿:由于严重的左心室排血不足或左心房排血受阻引起肺静脉或肺毛细血管压力急剧升高,液体自毛细血管漏至肺间质、肺泡甚至气道所致。表现为突然的气急,口唇发绀,端坐呼吸,严重的咯出粉红色泡沫痰。肺部可以听到哮鸣音和水泡音,心率增快,严重时呈奔马律。④心搏骤停:表现为心音消失,脉搏摸不到,血压测不出,意识丧失,呼吸停止,瞳孔散大。

2.治疗与监测

(1)心力衰竭的主要处理。目前的治疗方法:①针对原发病因治疗是心力衰竭治疗的基本措施,同时控制、避免、消除各种诱发心力衰竭的诱因。②应用利尿药和抗高血压药减轻心脏负荷,原则是合理应用,避免滥用。尤其在急性心力衰竭时更要快速、积极应用,同时根据情况应用吗啡和氨茶碱,必要时选用机械性循环辅助装置,如主动脉内气囊反搏,可减少左心室做功,增加心排血量,降低左心室充盈压力。③使用强心苷类和新型正性肌力药增强心肌收缩力,新型正性肌力药包括拟交感胺类的多巴胺和多巴酚丁胺、磷酸二酯酶抑制剂类的氨力农和米力农。④使用β受体阻滞剂。⑤基因治疗。

(2)心力衰竭的主要监测:包括心电监护、心功能及血流动力学监测,以及生化指标、血药浓度的监测等。

(二)不同类型心力衰竭患者的护理

1.慢性心力衰竭患者的护理

(1)一般护理。充足的睡眠和休息:体力和精神休息可以降低心脏的负荷。患者情绪要稳定,避免激动、紧张、心情忧郁不畅、恼怒及过度兴奋等。入睡困难者,按病情给予适当的镇静剂。严重心功能不全者应卧床休息。睡眠时可采用高枕或半卧位姿势。

适当活动:轻度心力衰竭患者可适当进行活动;比较重者需要限制日常活动,每天卧床休息时间保持在 12～14 小时;严重心力衰竭患者则需要完全卧床休息,但仍应保持经常的床上被动活动。

合理饮食:以高维生素、低热量、少盐、少油、富含电解质及适量纤维素及无机盐的食物为好,注意供给足量的钙,根据病情限制钠的摄入非常重要。

吸氧:急诊入院时可给予高浓度、高流量给氧,病情稳定后给予鼻导管持续低流量给氧。

皮肤及口腔护理:重度水肿者,应定时翻身,保持床单位整洁、干燥,防止压疮的发生。加强口腔护理,防止口腔内溃疡感染。

(2)用药护理:利尿剂、硝普钠和洋地黄。

利尿剂:排钾利尿剂(氢氯噻嗪、呋塞米等)有较强的排钾作用,使用时注意观察患者有否低钾表现。保钾利尿剂(螺内酯、氨苯蝶啶等)利尿作用较弱,常与排钾利尿剂合用以防低血钾。应准确记录24小时尿量,观察用药反应。

硝普钠:是同时扩张小动脉和静脉的药物,使用时注意观察患者有无低血压发生,特别要注意避光,每4~6小时更换一次新鲜配制的溶液,防止氰化物中毒。

洋地黄:加强心肌收缩力,减慢心率,增强心排血量,正性传导。适用于中、重度收缩性心功能不全患者,不宜应用于病态窦房结综合征、二度或高度房室传导阻滞、急性心肌梗死等。最初24小时内,应密切观察洋地黄中毒或过敏等情况。

(3)健康教育:鼓励患者积极治疗原发疾病,避免心力衰竭的诱发因素;保持情绪稳定;适当安排休息和活动。护士可以随访者或心力衰竭院外管理者的身份指导患者自我监测病情,如观察足踝下水肿情况;有无夜间呼吸困难发生;服用洋地黄类药物前自测脉搏;定期门诊随访,监测血地高辛浓度。

2.急性心力衰竭患者的护理

(1)急性心力衰竭的主要表现:特征性表现为急性肺水肿。患者突发严重呼吸困难,端坐呼吸,有窒息感,口唇发绀,大汗淋漓,极度烦躁不安,咳嗽,咳粉红色泡沫样痰。听诊心率加快,心尖部可闻及奔马律,双肺对称性布满湿啰音和哮鸣音。还可有晕厥、休克及心脏骤停等表现。

(2)急救措施:护士往往是面对这些症状的第一人,当看到患者出现以上情况时,应想到患者有极度的濒死感,必须表现出镇定、可依靠,而不是手忙脚乱、大声呼救。因此,急性肺水肿的抢救应该在护士第一次来到患者身边时就已经开始,以下是抢救的方法。

体位:协助患者呈坐位,双腿下垂。注意为患者提供高被、高枕等靠物,并防止患者坠床。有条件的医院可以为患者提供床桌及软枕,使患者可以休息。

镇静:陪伴患者,安慰患者,给他安全感,必要时皮下注射吗啡3~5 mg。必需劝说家属保持安静,禁止大喊大叫,以免给患者造成不良刺激。

酒精湿化吸氧:高流量氧气吸入(10~20 mL/min),通过20%~30%酒精湿化液,但注意时间不宜过长(一般不超过 24 小时),以防酒精中毒。湿化瓶标签应注明酒精浓度及开始使用时间。

利尿:遵医嘱予以呋塞米 20～40 mg 静脉推注。

强心:去乙酰毛花苷稀释后静脉缓慢推注,推注前、后测心率,如心率低于 60 次/分应慎用。

扩血管:舌下或静脉应用硝酸甘油。

解除支气管痉挛:氨茶碱 0.25 g 以 50％葡萄糖 40 mL 稀释后缓慢静脉推注,应在 15～20 分钟内推完。

监测:注意尿量、心电图及血气分析的变化,观察患者生命体征。

第二节　休　　克

休克是机体由各种严重致病因素(创伤、感染、低血容量、心源性和过敏等)引起有效血容量不足而导致的以急性微循环障碍,组织和脏器灌注不足,组织与细胞缺血、缺氧、代谢障碍和器官功能受损为特征的综合征。

一、休克的分类

临床上较为常用的分类方法是将休克按病因不同分为以下 5 类。

(一)低血容量性休克

低血容量性休克由大量出血(内出血或外出血)、失水(严重吐泻、糖尿病酸中毒、大量利尿、严重烧伤)或创伤等引起。大量血液、血浆或水分的丢失使血容量突然减少 30％～40％甚至更多,以致静脉压减低,回心血量减少,心排血量减少,血压降低和组织灌注不足。其中最常见的类型有以下几种。

1.失血性休克

失血性休克临床上常见的原因有消化道出血、凝血异常等。

2.烧伤性休克

烧伤性休克通常见于高温造成的中度以上热烧伤。

3.创伤性休克

创伤性休克多见于严重创伤,如挤压伤、骨折、大手术等。

(二)感染性休克

感染性休克也称中毒性休克、败血症休克,由化脓性感染引起的又称为脓毒性休克,均由严重感染引起。年老、体弱、营养不良、有糖尿病或恶性肿瘤等慢性消耗性疾病或长期应用激素、免疫抑制剂者尤易发生。感染性休克主要由致病菌的毒素所引起,以革兰阴性细菌(如大肠埃希菌、副大肠埃希菌、变形杆菌、铜绿假单胞菌)所产生的内毒素和革兰阳性细菌(如肺炎链球菌、金黄色葡萄球菌、溶血性链球菌)所产生的外毒素造成的休克最为常见。真菌、病毒和立克次体感染也可引起休克。

(三)心源性休克

由于心脏排血功能急剧下降所致。如心肌梗死、急性心肌炎、二尖瓣关闭不全、室间隔破裂、心力衰竭、心律失常等。

(四)神经性休克

由外伤、剧痛、脊髓损伤或麻醉意外等引起。由于反射作用,使血管扩张,周围血管阻力降低,有效血容量相对不足所致。

(五)过敏性休克

由于对某些药物或血清制剂过敏所致。变态反应中外来的抗原物质作用于人体产生相应的抗体,抗原抗体作用后在致敏细胞释出血清素、组胺、缓激肽等物质,使血管扩张,血浆渗出,血压下降而发生休克,常伴有喉头水肿、气管痉挛、肺水肿等。

二、休克的临床表现

各型休克的临床表现各有其特点,但其总的表现大致相似。一般来说,代偿期的脉搏、血压、尿量均可表现正常,临床上可能只有少许皮肤色泽改变或神情紧张,不易察觉,因此,仔细采集病史尤为重要。失代偿期可有以下改变。

(一)意识与表情

患者早期可有精神紧张、焦虑、烦躁不安和精神异常;随着休克的进展,可出现神志淡漠、意识模糊、嗜睡和昏迷。

(二)皮肤、黏膜

可表现为四肢冰冷、潮湿或呈花斑状,皮肤苍白,过敏性休克时则可表现为皮肤潮红。

(三)脉搏与血压

可有脉搏增快,心排血量增加,外周血管收缩,使血压正常或稍低(偶有上升),故不能仅以血压作为判断休克的指标。随休克进展,脉搏细速,血压下降,脉压减小。最终脉搏、血压可测不出。

(四)末梢循环

四肢末端充盈减慢,温度下降,发绀,进而四肢冰冷、皮肤黏膜发绀或瘀斑。

(五)呼吸

早期可无明显变化,随休克进展,可出现呼吸急促,晚期因严重酸中毒可出现呼吸慢而深,呼吸节律改变甚至停止。感染性休克在病程早期即可出现急性呼吸窘迫综合征。

(六)尿量

尿量减少,晚期可无尿,但严重的感染性休克早期即可出现少尿。

(七)体温

体温可下降或不升,伴感染者可有高热

三、休克的诊断

(一)全国诊断标准

判断休克以低血压、微循环灌注不良、交感神经代偿性亢进等几方面的临床表现为依据:①有诱发休克的病因;②意识异常;③脉搏细速>100 次/分或不能触知;④四肢湿冷、胸骨部位皮肤指压征阳性(压后再充血时间>2 秒)、皮肤花纹、黏膜苍白或发绀,每小时尿量<30 mL 或尿闭;⑤收缩压<10.7 kPa(80 mmHg);⑥脉压<2.7 kPa(20 mmHg);⑦原有高血压者,收缩压较原水平下降30%以上。

凡符合上述第①条以及②、③、④条中的 2 项,和⑤、⑥、⑦条中的 1 项即可诊断为休克。

(二)休克早、中、晚三期的诊断标准

1.早期

表现为交感神经功能亢进及儿茶酚胺分泌增多的临床征象,如苍白微绀,手足湿冷,脉速有力,烦躁激动,恶心呕吐,意识清楚,尿量减少,血压正常或稍低,收缩压≤10.7 kPa(80 mmHg),脉压<2.7 kPa(20 mmHg)。

2.中期

患者意识虽清楚,但表情淡漠,反应迟钝,口渴,脉细速,浅静脉萎陷,呼吸浅

促,每小时尿量<20 mL,收缩压 8.0～10.7 kPa(60～80 mmHg)。

3.晚期

患者面色青灰,手足发绀,皮肤出现花斑且湿冷,脉细弱不清,收缩压<8.0 kPa(60 mmHg)或测不清,脉压很小,嗜睡,昏迷,尿闭,呼吸急促,潮式呼吸,弥散性血管内凝血倾向,酸中毒表现。

四、休克的治疗

各型休克虽病因各异,但共同的救治原则是:就地抢救,不宜搬动,吸氧保暖,消除病因,补液扩容,正确使用血管活性药物,防止水、电解质、酸碱失衡,防止并发症等综合治疗。

(一)纠正循环衰竭

通常的治疗顺序是:积极扩容→正性肌力药物→血管扩张药物→血管收缩药物。足够的血容量可能已经足以纠正休克,即使不能,也是使后续治疗有效的基础。过早使用血管活性药物可能掩盖病情,或使之恶化。

1.补充血容量

(1)不同类型的休克补液原则也不同,具体如下。

出血性休克或低血容量性休克:首先采取抬高下肢,使用抗休克裤等措施,以增加回心血量。继之补液补血,持续积极地扩容至少到血压正常,出血性休克须同时进行外科止血。

心源性休克:可伴有血容量过多或血容量不足,两者的治疗截然不同:容量负荷过重时需利尿治疗,而血容量不足时应小心地扩容治疗。因此,精确了解血容量状况对心源性休克的治疗非常重要。应常规进行漂浮导管血流动力学监测:①若肺动脉楔压≥2.7 kPa(20 mmHg),心脏过度充盈时,应减少血容量(利尿药、硝酸甘油、吗啡、轮扎止血带、放血等)。②若肺动脉楔压≤2.0 kPa(15 mmHg),提示心脏充盈不足,此时应在密切的血流动力学监测下补充血容量。③如无条件测肺微血管楔压,可参考中心静脉压值进行扩容。

(2)常用复苏液体主要有以下几种,需根据不同的情况进行选择。

晶体液:目前常用的为平衡盐液,因其电解质组分与血浆相似,不易导致电解质紊乱,同时可补充血管外间隙的细胞外液丢失;适度的血液稀释还可降低血液黏滞度及外周阻力,疏通微循环,同时也可使血红蛋白氧解离曲线右移,有利于红细胞释氧。因此平衡盐液可维持循环血量,提升血压,降低血液黏度,增加血流速度,改善微循环。但是,由于晶体液不能较长时间地停留在血管内以维持稳定的血容量,也无法满足体内氧运输、氧供及氧耗的需要,输入过多反可导致肺水肿,故在补充适量晶体液后应考虑补充适量的胶体液。

胶体液:除天然胶体液(血浆、新鲜冰冻血浆、白蛋白等)外,目前常用的人工胶体液是右旋糖酐和羟乙基淀粉。其主要作用是提高血浆渗透压和维持血容量,因此适用于休克的急救。但输注右旋糖酐可干扰配血,故在使用前即应抽取血标本供配血用。少数患者使用右旋糖酐可出现变态反应,对过敏体质者应予警惕;大量输注右旋糖酐时可影响血小板功能而导致凝血功能障碍,部分患者易发生渗血,因此输注量不宜超过 1 500mL。羟乙基淀粉为国内研制生产的代血浆,分子量为 6 万～7 万,具有良好的扩容、降低血浆黏度、改善微循环等作用,输注后不致发生凝血功能障碍,且不影响配血,一般无变态反应。

高渗氯化钠右旋糖酐液:即将 75 g/L 高渗盐水配伍 60 g/L 右旋糖酐 40 溶液。经临床应用证明,其具有用量小、安全性高、并发症少、血压回升快、维持时间长等特点,能为休克患者的抢救赢得宝贵时间,可作为失血性休克液体复苏的较好选择。但用量必须适当,一般 4～6 mL/kg,最多不超过 400 mL。若用量过大,可使细胞内液大量向外转移,造成细胞严重脱水,组织缺氧。

2.血管活性药物的应用

休克患者经适当的扩容治疗和纠正酸中毒后血压仍不稳定,末梢循环未见改善则应考虑应用血管活性药物。

(1)血管收缩剂:临床常用的缩血管药物有肾上腺素、去甲肾上腺素、间羟胺、多巴胺等。此类药物虽能收缩血管并暂时性增高血压,但并不能从根本上恢复血容量,反可使组织缺氧更加严重,因此在血压极度低下,为维持心、脑等重要生命脏器血流或等待补充血容量时,方可临时使用。

(2)血管扩张剂:常用的有异丙肾上腺素、酚妥拉明、阿托品、山莨菪碱、硝普钠等。可解除小动脉痉挛,关闭动静脉短路,改善微循环。但可使血管容量相对增加而致血压不同程度的下降,从而影响重要脏器的血液供应。主要用于:①血容量已补足,但血压、脉搏、尿量等休克表现未改善;②有交感神经过度亢进表现,如皮肤苍白、四肢厥冷、脉压小及毛细血管充盈不良;③周围血管阻力正常或增高而心排出量减少;④肺动脉高压及左心衰竭等。但在血容量未补足,水、电解质和酸碱平衡失调未纠正时禁用。

(3)利弊分析:血管收缩剂可提高血压,保证心、脑血液供应,但又限制了组织灌流。血管舒张剂可使血管扩张,血流进入组织较多,但又引起血压下降,影响心、脑血流供应,两者各有利弊。因此,要正确处理血压与组织灌流的关系,针对休克的发展过程,灵活应用。另外,不论血管收缩剂或血管扩张剂,都必须在补足血容量的基础上才可以使用。

(二)纠正呼吸衰竭

休克患者常合并低氧血症,严重的低氧血症如未能及时纠正可加重组织缺氧,加重器官功能衰竭,重症患者可出现二氧化碳潴留和呼吸衰竭,也可由于卧床、神志不清而导致排痰困难和气道不畅,这些都会加重休克的病情,必需积极予以纠正。轻度的低氧血症可通过面罩吸氧和提高吸氧浓度处理,如效果不理想,则应考虑气管插管和机械通气。

(三)纠正酸中毒和电解质平衡紊乱

1.纠正酸中毒

组织器官的低灌注状态,是休克患者酸中毒的根本原因,而因应激反应所释放的儿茶酚胺又促进了酸中毒的发展,因此纠正酸中毒最好的治疗方法在于恢复组织的灌注量。对轻度休克或休克早期患者经输液后可迅速改善微循环状况,一般不必过早输注碱性药物。只有当休克比较严重,抗休克措施处理较晚以及复苏较困难的患者,才考虑给予适当的碱性药物,如 5% 碳酸氢钠。因此,对休克患者须反复查血二氧化碳结合力或做血气分析以了解血 pH、二氧化碳分压、缓冲碱、碱过剩、标准与实际碳酸氢盐等,结合临床情况及时发现与处理代谢性酸中毒与可能发生的呼吸性碱中毒或呼吸性酸中毒。

2.维持电解质平衡

休克时血钾变动较大,少尿和组织破坏容易造成血钾过高,应限制摄入。在休克治疗过程中尿量增多又易出现血钾过低和缺钾,需及时补充。严重休克引起急性肾衰竭而有进行性高血钾患者需及时采用高渗含钠药物、胰岛素与葡萄糖液治疗,必要时行透析疗法。

(四)保护肾功能

休克患者应常规留置导尿以观察排尿情况。要求每小时尿量不少于 30 mL,若低于此量,提示肾血流量不足,肾功能受损。在血容量补足而尿量仍少的情况下,可行利尿治疗;如静脉注射呋塞米 40 mg,若无反应,可每 30 分钟加倍剂量注射。上述治疗无效时应按急性肾衰竭处理,行血液透析或持续血液滤过,有助于缓解病情。

(五)纠正导致或加重休克的诱因

1.呼吸系统诱因

应保持休克患者气道通畅,并积极纠正低氧血症。休克患者可出现低氧血症,而低氧血症又可加重休克,呈恶性循环。如吸氧和一般治疗不能纠正低氧血症,应考虑早期选择气管插管,人工机械通气。对过敏性休克并喉头水肿者要及时行气管切开。

2.感染

根据不同致病菌合理选用敏感抗菌药物,控制原发感染。可先根据原发病的临床表现加以估计,在经验性使用抗生素的同时积极寻找病原体,如行血培养、引流液培养等,并做药敏试验,根据药敏结果有针对性地使用抗生素。

3.加重休克的心律失常

休克患者因严重的低氧血症可导致严重的心律失常,而严重的心律失常又可引起心排血量减低,加重休克。当患者出现明显低氧血症时,首先应纠正低氧血症,吸入纯氧;若纠正低氧血症仍不满意,应考虑使用机械通气。低氧血症纠正后,心律失常多可消失。休克时心率<80 次/分即为心动过缓,一旦出现应首选阿托品 1 mg 静脉注射,必要时可重复 2 次。抗心律失常药物可选用利多卡因、普罗帕酮或胺碘酮。

(六)其他治疗

1.激素的应用

应用肾上腺皮质激素治疗感染性休克可稳定溶酶体膜,促进乳酸代谢,抑制补体介导的聚集及其对内皮的损害,抑制内啡肽的释出等。对毒血症显著而感染一时难以控制者,可静脉滴注氢化可的松 100~200 mg 或静脉注射地塞米松 5~10 mg。此外,激素也可用于急性心肌炎、过敏性休克,大剂量时可能引起感染扩散、水电解质平衡失调等不良作用,有溃疡病或糖尿病者忌用。

2.抗凝治疗

对出现弥散性血管内凝血的休克患者,抗凝治疗可使血液处于低凝状态而防止新的微血栓形成。宜早期用肝素 1 mg/kg 体重加入葡萄糖液内滴注,4 小时后根据复查凝血时间延长程度调整剂量,应用 3~7 天后逐步停药。有未愈合的创伤、咯血、溃疡病出血或脑出血者忌用肝素。当在肝素等治疗后出血量较多时,可补充凝血因子,适当输入血浆、新鲜血或纤维蛋白原。

3.抗休克裤的应用

抗休克裤是近年来抢救创伤失血性休克的一个新装备(图 6-3),挽救了不少严重低血容量休克的患者。该裤是聚乙烯材料制成的一种双层充气服,利用充气加压原理研制而成,它充气后可使腹部及以下部位的静脉池收缩,输出一定量的储存血液以供应中枢循环(在抗休克裤充气后1～2分钟内可自体回输血液750～1 000 mL),保证重要生命脏器的血液灌流,从而使危重休克得到有效控制。对下肢的创伤性出血,可起到直接加压止血和固定下肢与骨盆骨折的作用。腹部周围加压,可使内出血减少或停止。

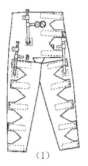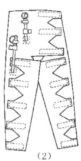

图 6-3　抗休克裤

(1)适应证:①各种原因引起的低血容量休克[收缩压<10.7 kPa(80 mmHg)]、神经性休克和过敏性休克;②动脉收缩压<13.3 kPa(100 mmHg),伴其他休克症状者;③腹部及腹部以下的活动性出血需直接加压止血者;④骨盆或双下肢骨折的急救固定。

(2)禁忌证:①心源性休克;②脑水肿、肺水肿和充血性心力衰竭;③横膈以上活动性出血未经止血者;④腹部损伤伴内脏外露者。

(3)使用方法及注意事项:使用时将抗休克裤完全展开,从患者的侧方垫入身后,分别包裹双下肢及腹部,上缘达剑突水平,下方达踝部;接上充气泵,并打开气囊上的阀门,先给双下肢气囊充气,压力充至6.7 kPa(50 mmHg),再给腹部充气5.3 kPa(40 mmHg),即可达到提高血压的作用。穿着抗休克裤并不能代替扩容复苏,只要条件具备,即应迅速输液、输血,以补充血容量。解除抗休克裤时,应缓慢放气,一般30分钟放完为宜;如减压时血压骤降,应停止放气,加速输血、输液待血压恢复正常后,再继续减压。减压顺序先从腹部开始,然后再对双下肢减压。

五、休克的护理

(一)一般护理

1.卧位

为利于休克患者血液循环,畅通气道和便于呕吐物流出,防止窒息及吸入性肺炎,应使患者取平卧位或中凹卧位,即头偏向一侧,抬高头胸部10°～20°,抬高下肢20°～30°以促进静脉回流,增加回心血量(疑有脊柱损伤时禁用此体位)。并注意尽量减少对患者的搬动,保持安静。

2.吸氧

休克患者均存在不同程度的低氧血症,通常以鼻导管吸氧(2～6 L/min)或面罩供氧,必要时可进行人工加压呼吸或呼吸机辅助呼吸。如有痰液,应及时吸痰,以保持呼吸道通畅,保证氧疗效果。

3.保暖

注意四肢和躯干的保暖,适当加盖棉被、毛毯。但对高热患者应降温,以物理降温为主,以免因药物降温导致出汗过多而加重休克,尤其对低血压和低血容量者绝对忌用药物降温。头部可置冰帽,以降低脑代谢,保护脑细胞。

4.及早建立静脉通道

快速建立有效的静脉输液通道是扩充血容量的先决条件,并可同时抽血进行血型检查及配血。一般应选用粗针头或套管针,建立两条或两条以上的静脉通道,以保障扩容治疗和各类药物的及时使用,其中一条应为深静脉,以供监测中心静脉压。

5.镇静止痛

剧烈疼痛可引起和加重休克,因此,对创伤性休克、神经源性休克、急性心肌梗死引起的心源性休克等患者,应注意及时控制剧烈疼痛,遵医嘱使用相应药物。

6.预防感染

观察与感染有关的征象,做好血、尿标本的收集和送检,监测白细胞计数和分类情况,做好伤口、静脉切口、静脉留置导管、导尿管、气管插管、气管切开等的护理。

(二)病情评估与护理

休克患者经初期急救处理后,若病情稳定,应及时后送。接诊护士可按"一看、二摸、三查、四测"的顺序进行观察和护理。

1."看"

观察意识、呼吸、肤色。

(1)意识:患者的意识状况常反映神经中枢的血液灌注。在休克早期,脑组织缺血缺氧尚不明显,常表现为烦躁不安、紧张、激动等自主神经兴奋症状;此时需耐心劝慰患者,使之积极配合治疗护理。若休克进一步发展,脑组织严重缺血缺氧,神经细胞功能受到抑制,则可表现为表情淡漠、意识模糊甚至昏迷;此时应给予适当约束,加用床档以防坠床。

（2）呼吸：早期由于缺氧和代谢性酸中毒，呼吸深快；晚期由于呼吸中枢受抑制，呼吸浅慢甚至不规则。

（3）肤色：观察肤色常用的部位是面颊、口唇和甲床。皮肤颜色由红润转为苍白是休克的重要体征，反映外周血管收缩，血流量减少；若口唇和（或）甲床发绀则说明微循环淤滞，休克在继续恶化；皮肤有出血点或瘀斑，提示可能发生弥散性血管内凝血。肤色的改变往往出现在血压、脉搏变化之前，而恢复则在其后，应注意仔细观察。

2."摸"

触摸脉搏、四肢及皮肤的温度与湿度。

（1）脉搏：休克时脉率增快常出现在血压下降之前，随着病情恶化，脉率加速，脉搏变为细弱甚至触不到。若脉搏逐渐增强，脉率转为正常，脉压由小变大，提示病情好转。

（2）肢端温、湿度：肢端温度降低和肢端与躯体温差加大，是因周围血管收缩，血流量减少所致。休克早期，仅有手足发凉，干燥或潮湿，若温度降低范围扩大，延及肘及膝部以上，四肢湿冷或伴出冷汗，表示休克程度加重。温差的缩小或加大，可作为判断周围循环血液灌注状态的参考。

3."查"

检查受伤部位、数目、大小、出血情况。由于休克患者病情危重，护士常忙于抢救而忽视对伤口的细致观察。值得注意的是，不少休克患者，其休克本身，与伤口的继发性出血、大量渗血、化脓感染、骨折端压迫疼痛等有直接因果关系。因此，应注意仔细检察患者的受伤部位、数目及大小，经常观察伤口有无出血、肿胀，分泌物颜色、气味，有无气泡等，发现异常，及时报告医师。

4."测"

测量血压、尿量。

（1）血压：低血压是诊断休克的一个重要指标，但不是一个早期指标。休克早期血压变化不明显，收缩压尚能维持在正常范围内；但由于周围血管收缩，舒张压升高更为明显，因而脉压减小，这是休克早期特征性的血压变化。当休克进入失代偿期，血压明显下降。临床常用休克指数（脉率与收缩压的比值）来判断休克的严重程度。休克指数正常值为 0.5，若上升至 1.0～1.5 时患者即已处于休克状态，而达 2.0 以上时，患者已处于严重休克状态。

（2）尿量：是反映肾脏血液灌流情况的重要指标之一，借此也可反映生命器官血液灌流情况。休克时应及早留置导尿管，观察每小时尿量，并测定尿液比重、

pH 及有无蛋白及管型等。若尿量每小时＜25 mL,比重增加,表明肾血管收缩仍存在或血容量仍不足;若血压正常,但尿量少,比重降低,则应警惕急性肾衰竭的发生,应注意控制输液量。如尿量稳定在每小时 30 mL 以上时,表示休克纠正。

(三)液体复苏的护理

液体复苏时护士不仅需遵医嘱迅速建立输液通道并保持输液通畅,准确记录出入量,密切观察输液反应等常规护理,尚需在液体复苏中加强临床监测,及时发现或避免液体复苏的并发症。

1.穿刺部位的选择

在抢救休克时需合理选择穿刺部位。尽量避免在伤部或伤肢补液,尤其是腹部多脏器伤时不宜做下肢静脉穿刺或插管,一般可选上肢或颈部静脉;若上肢、头部有创伤者,则选用下肢静脉,否则可能会加重出血。必要时可选择桡动脉或股动脉穿刺,一方面监测动脉压,一方面可经动脉加压输血、输液。

2.补液速度

等量的液体缓慢或快速输入,其产生的作用可显著不同。在复苏过程中不仅需选择合适的液体,还需以适当的速度输入,才能取得满意的效果。一般原则是先快后慢,第一个半小时输入平衡液 1 500 mL,右旋糖酐 500 mL;待休克缓解后减慢输液速度,其余液体可在 6～8 小时内输入。但对于非控制性失血性休克患者,在进行彻底止血前补液速度应缓慢,一般以维持组织基本灌流为宜。总之,补液的同时必须根据各项监测指标随时调整输液速度及评估补液效果,并注意观察患者有无肺水肿及心力衰竭的临床表现。

3.补液的量

补液虽遵医嘱执行,但护士应明确补液原则。现代观点认为休克时需"适当地超量补充"。但在高原或患者存在肺功能不全的情况下,过度的容量复苏可导致肺水肿,因此在液体复苏过程中护士必须密切监测患者的病情变化。一般可根据患者血压、脉搏、脉压及尿量等的改变情况来判断有效循环血量是否已补足(表 6-1),并及时报告医师,随时加以调整。

表 6-1 休克患者液体复苏病情观察

观察项目	血容量不足	血容量补足
意识	烦躁、淡漠或昏迷	安静、清醒
皮肤	苍白、发绀、瘀斑	红润
颈静脉	塌陷	充盈

观察项目	血容量不足	血容量补足
毛细血管苍白恢复试验	转红慢或发绀	1秒内转红
四肢温度	厥冷	温暖
呼吸	浅快或不规则	正常
脉搏(/min)	细速,>100	有力,<100
收缩压[kPa(mmHg)]	<12.0(90)	>12.0(90)
脉压[kPa(mmHg)]	<4.0(30)	>4.0(30)
尿量(mL/h)	<30	>30

(四)应用抗休克裤的护理

使用抗休克裤应严格掌握使用适应证和禁忌证,穿着部位要正确,以免影响使用效果。使用前及使用过程中应定时监测生命体征和囊内压的变化并做好记录。谨记穿着抗休克裤并不能代替扩容,只要条件具备应尽快建立输液通道,及时补充血容量。为防止因较长时间使用抗休克裤而导致的酸中毒,应适时降低充气压力,并适量给予碱性药物如5%碳酸氢钠等。解除抗休克裤时,须在血压监护及加快输液、输血情况下先从腹囊缓慢放气,以免患者血压骤降而又陷于休克。

第三节 急 腹 症

一、定义和分类

急腹症是指以急性腹痛为突出表现,需要紧急处理的腹部疾病的总称,包括内、外、妇产、儿科各科的多种疾病。它的特点是发病急、进展快、变化多、病情重,必须及时做出诊断,才能得到及时治疗。一旦延误诊断,抢救不及时,就可能给患者带来严重危害和生命危险。急腹症的病因可分为以下5类。

(一)功能紊乱

这类情况是指神经-体液调节失常而出现的脏器功能紊乱,临床上可表现为急性腹痛,但往往查不到形态学的改变。

(二)炎症

炎症是机体对损伤的一种以防御保护为主的生物学反应,局部有红、肿、热、痛及功能障碍;全身出现发热、白细胞计数增加以及随之而来的各系统功能变化。常见的腹膜炎为典型的炎症反应,因为弥散性细菌感染导致穿孔或具有侵蚀性胃液或小肠内容物的化学物质导致腹膜激惹不适。

(三)梗阻

梗阻是指空腔脏器及管道系统的通过障碍。急腹症中,以梗阻为主要病理变化的疾病有肠梗阻、阑尾梗阻、胆管梗阻、胰管梗阻和尿路梗阻等。

(四)穿孔

穿孔是指空腔脏器穿破。急腹症中常见的有急性胃、十二指肠溃疡穿孔,胆囊穿孔,阑尾穿孔及肠穿孔。

(五)出血

急腹症中出血性疾病有宫外孕破裂出血,胃、十二指肠溃疡出血,胆道出血,食管静脉曲张破裂出血,泌尿系统结石引起出血,以及肝、脾等实质性脏器破裂出血,这一类患者出血的机制主要是血管破裂。另一种是由毛细血管损伤而发生的渗血,见于绞窄性肠梗阻、出血性胰腺炎等,其出血的机制主要是毛细血管通透性增加。

二、身体检查与评估

(一)病史与危险因素评估

炎症反应如憩室炎、阑尾炎、节段性回肠炎(克罗恩病)、小肠或直肠阻塞、缺血性结肠炎、肠系膜血栓、钝伤或穿刺伤、严重的胆管或肝脏疾病及持续性可携带性腹膜透析,都会造成一定的腹部不适。一般的危险因素包括组织感染及愈合欠佳,如糖尿病患者、血管灌注不良、年长者、急性肝脏疾病、营养不良、恶性肿瘤等因素均有导致慢性的腹部炎症反应诱发腹膜炎的可能。以下将具体地叙述与急腹症相关的因素。

1.年龄与性别

幼年期急腹症以先天性畸形(肠闭锁)、胎粪性腹膜炎、肠道寄生虫病、肠套叠及疝为多见;青壮年以阑尾炎、溃疡病急性穿孔及胆道蛔虫病等多见;中老年期则以胆囊炎、胆石症、肿瘤及乙状结肠扭转等发病率最高。从性别来看,溃疡病急性穿孔、泌尿系统结石,男性多于女性。

2.既往史

不少急腹症是慢性病的急性发作。如怀疑为溃疡病急性穿孔,应询问有无溃疡病病史、病程的长短和病情的轻重;胆道疾病、泌尿系统结石、阑尾炎等常有过去发作史;其他病史包括既往手术史、月经史、生育史等。

(二)身体检查与评估步骤

全面体格检查时记录患者的呼吸、脉搏、体温、血压,注意脉压、舌苔等,并注意观察动态变化。对于腹部检查,按视、触、叩、听的顺序检查,先查正常或疼痛轻的部位,手法要轻柔,逐渐移向疼痛的中心部位,以免一开始引起腹肌反应,影响判断;必要时要反复检查。对急腹症患者直肠指诊非常重要,特别对下腹部急性疼痛的患者常很有必要。女性有时需做盆腔检查及阴道检查。

(三)评估临床表征

急腹症最主要的体征是腹痛,可导致患者严重的疼痛而不愿意移动。起病急剧而一般情况迅速恶化者,多见于实质性脏器破裂、空腔脏器穿孔或急性梗阻、急性出血性坏死性胰腺炎、卵巢囊肿蒂扭转、宫外孕破裂等;开始时腹痛较轻,以后才逐渐加重者多为炎症病变。需要评估消化道功能状态,如饮食、吐泻、排气、排便,以及腹痛部位、性质和范围的变化;掌握腹部体征变化,如腹胀、肠蠕动、压痛、肌紧张、反跳痛,肝浊音界以及移动性浊音等。患者常处于发热及激惹躁动情况,恶心、呕吐、厌食、排便习惯改变等常见的消化系统功能失常体征常见。患者呼吸急促、采取浅而快呼吸,以避免牵动腹部造成不适,导致呼吸音低。随着液体的转移及低血量导致脑灌注不良使患者躁动及意识混乱。由于腹部疼痛是急腹症典型的体征,因此评估腹部为关键步骤。

1.评估腹部情况

听诊腹部四个部位,观察肠鸣音是否消失,如完全性肠鸣音消失,代表肠梗阻,这是急腹症常见的合并症。

2.评估腹部疼痛

触诊腹部评估压痛部位及是否出现反跳痛,患者可能出现防御姿态,也可能出现非自控性身体僵直,随着腹膜炎的程度偶尔出现局部腹水现象。

(1)腹痛的部位:起病时最先疼痛和疼痛最显著的部位,多是病变所在部位。

(2)腹痛的性质:不同性质的疾病可引起不同特点的腹痛。绞痛,常为阵发性发作,为空腔脏器梗阻的表现,如肠梗阻、肠道蛔虫症、胆石症、阑尾粪石梗阻等;持续性疼痛,常伴有阵发性加重,多由脏器炎症所致;刀割样烧灼样痛,迅速波及左上腹或全腹,为溃疡病穿孔的常有表现;胀痛,多为麻痹性肠梗阻,胃扩张所致。

(3)腹痛的规律:阵发性疼痛,有明显缓解期,提示空腔脏器有梗阻;持续性疼痛,提示有炎症;突出的急剧疼痛,常表示有穿孔或血运障碍;逐渐加剧的疼痛表示为炎症加重。腹痛规律的改变可以是好转,但必须伴有全身及局部体征的好转;也可以是恶化,如发生坏疽(坏疽性阑尾炎、绞窄性肠梗阻等),但必定伴有全身情况恶化及腹痛性质的改变和腹痛范围扩大,以及出现腹膜炎体征。

(4)腹痛的程度:一般都和病变性质一致,如梗阻、炎症和缺血则腹痛剧烈,少数老年患者其病变虽重而疼痛反应轻。

(5)放射痛:肝胆痛、膈下疾病的腹痛,可放射到右肩及右肩胛骨下。胰腺炎的疼痛,常放射到后腰背部。阵发性抓紧样痛而涉及腰背的,应考虑肠系膜根部受累,可能是小肠扭转。肾结石或炎症的疼痛可放射到患侧的肋椎角,或沿输尿管方向放射。闭孔疝的疼痛常放射到大腿内侧闭孔神经支配的部位。

(6)转移痛:疾病在不同阶段的不同病理改变,可以引起腹痛部位的转移。如阑尾病变引起的内脏神经痛,表现为脐周或全腹疼痛,位置常不明确;若阑尾炎逐渐加重,腹痛主要局限于右下腹,这是阑尾所在部位腹膜受到刺激的表现。

3.消化道及其他伴随症状

胃肠道疾病易出现胃肠道症状,如呕吐、恶心、腹胀、便秘,不排气等,应注意发生的前后次序以及和腹痛的关系。若是肠梗阻,则呕吐出现的早晚、呕吐的内容物等对判断梗阻部位有重要意义。胆道疾病常伴有反射性恶心、呕吐,并可出现发热、黄疸等。女性生殖器(子宫及其附件)疾病常有月经不规则,白带多,阴道血性分泌物等。泌尿系统的疾病常影响到腰部。炎性疾病,体温在一开始即有升高。

(四)辅助检查评估

1.实验室检查

根据需要检查血、尿、便常规,根据情况进行淀粉酶、细菌学等特殊检查。

2.X线检查

胸腹部透视观察有无胸部病变、膈下游离气体、膈肌活动度,小肠的气体和液平,必要时摄腹部平片。除观察上述项目外,还可观察异常阴影,孤立肠袢,结石影等。疑肠套叠可行钡灌肠检查。

3.B超和内镜检查

B超检查对肝、胆、胰、肾、盆腔肿块、宫外孕和卵巢囊肿蒂扭转等有较大价值;对脓肿、积液等液性病变的诊断、定位和指引穿刺部位、方向,也具有决定性意义。内镜检查对原因不明的上、下消化道出血,胆、胰疾病有确诊意义,也可用于止血治疗。

4.腹腔穿刺

对于诊断腹膜炎、内出血、急性胰腺炎、腹部外伤有重要意义。对妇科急腹症患者,必要时可施行阴道后穹隆穿刺。

三、急腹症处理原则

由于急腹症病情急、变化快,在治疗上要根据病情,进行全面的分析,根据轻重缓急,选择恰当的治疗措施。治疗方案一旦确定,具体的急救措施就要争分夺秒地进行,以求得最好的治疗效果。

(一)非手术治疗

此类患者的特点是病理损害轻,全身情况较好。如急性单纯性阑尾炎,单纯性肠梗阻,局限性胃、十二指肠溃疡穿孔,局限性肝、脾破裂等,多采用非手术疗法。通常厌氧菌及非厌氧菌感染都会在此类患者的腹部被发现,治疗时可合并氨基苷类抗生素,如庆大霉素加上第三代头孢菌素类抗生素,或青霉素与β-内酰胺抑制剂来提供较全面的抗生素覆盖。对使用可携带性腹膜透析的患者如有阳性的培养,可使用万古霉素,以上药物的治疗性峰值需要密切测量以确保有效治疗量。

1.疼痛处理

急腹症的疼痛依据疾病严重度而有所差异,严重疼痛时需要使用鸦片类止痛剂以确保患者的舒适,但同时也需要避免药物对腹部及呼吸症状的掩饰,在使用止痛剂时需要考虑个别差异,而且停药前要依据患者情况逐渐调整剂量。

2.电解质及液体平衡

当细菌侵入导致腹膜炎时,可能出现血管内液体缺失,需要分别补充晶体与胶体。如腹膜炎导致出血情况,患者需要输血,可采用浓缩红细胞。其次电解质的平衡需密切观察,及时补充电解质,尤其是钾离子。

3.营养支持

由于炎症反应,患者的肠蠕动处于代偿状态,肠蠕动减少,肠鸣音减少或消失,同时患者会使用鼻胃管进行腹部减压,避免腹胀及维持肠胃功能。患者应禁食,待急性期过后,患者的肠蠕动恢复,出现排气解便现象后,可逐渐恢复进食。如肠胃蠕动延迟,需要考虑使用肠外高营养液补充热量及营养。

（二）手术治疗

此类患者诊断明确，病情重、病情复杂、全身情况差，不宜采用非手术疗法。如穿孔性急腹症，梗阻性、绞窄性和扭转性急腹症，均应早期手术，以免病情恶化。对出血性急腹症，若出血部位不能确定，或出血量大、经非手术疗法不能维持血压、脉搏者，也应及时行手术治疗；对损伤性急腹症，若已证实有空腔脏器破裂、穿孔或内出血，则应尽早手术探查。手术前做好备皮、配血、药敏试验等准备工作。手术后护理是促进手术患者早期恢复健康，减少并发症的重要环节，护理上应定期测量和密切观察患者的血压、脉搏、呼吸、神志的变化。管理好各种引流管，并记录各种引流液的质和量。鼓励患者早期活动，帮助患者咳嗽排痰，定时翻身，注意口腔护理，以减少各种并发症。绝大多数急腹症患者，可明确诊断并选择适宜的治疗方法，但仍有部分患者一时难以明确诊断。

四、护理

（一）体液不足

体液不足与体液流失或聚集在腹膜腔有关。

1.护理目标

维持患者的液体量。

2.护理措施

（1）密切观察血压、心跳，如有心率上升情况需要考虑低血容积量情形。因为患者长时间呕吐及肠胃吸引，导致低血钾现象，在心电图中可出现心室期前收缩及 ST 段下压。

（2）密切观察患者小便量，如连续 2 次小便少于 0.5 mL，需要考虑血管内体液不足，此时需要即刻增加液体补充量，以缓解低血量及低体液灌注。同时评估患者是否出现低血量的体征，严格执行输入与输出的记录。

（二）疼痛

疼痛与腹腔及腹膜受到化学物质侵蚀有关。

1.护理目标

缓解患者的疼痛，并能具体的有疼痛尺显示疼痛情况改善，没有疼痛表情。

2.护理措施

提供适当的镇痛药，持续性及规律性地提供止痛药物可以降低患者的焦虑与疼痛，同时密切观察患者的意识状态与呼吸。需要应用具体的疼痛评估尺量化疼痛程度,同时评估止痛剂的效果。提供吗啡类镇痛药时,患者的肠蠕动能力可受到影响,因而延迟正常肠胃功能的恢复。患者在未确诊前,不可轻率应用吗啡类镇痛药,以免影响病情观察。另外,若不能排除肠坏死和肠穿孔,应禁用泻药及灌肠。可配合解痉剂、针剂及封闭等治疗,同时仔细评估疼痛程度,做好心理护理、保持环境舒适、调整卧位及对症处理。

(三)营养失调

营养低于机体需要量与减少进食量及异常消化功能有关。

1.护理目标

维持患者的体重及氮平衡。

2.护理措施

观察患者肠蠕动功能,如肠蠕动消失需要立即处理。患者可能处于禁食状态,尤其是在急性腹膜炎阶段,待疾病状况改善,肠胃功能逐渐恢复后,可逐渐开始经口或肠道进食。如患者腹部膨胀,需要每8小时测量腹围,以了解是否出现肠梗阻或腹水。治疗期间提供质子泵抑制剂或 H_2 受体拮抗剂以预防胃酸的侵蚀及避免压力性溃疡。同时确保所有的肠胃引流管道通畅,必要时可冲洗管道,同时继续肠胃减压处理。

(四)有感染的危险

危险与组织受伤、不健全的第一线防御、灌注不良、组织受损有关。

1.护理目标

患者尽可能不发生脓毒血症,维持正常生理、心、肺指标,同时血培养结果阴性。

2.护理措施

预防患者出现寒战、体温降低,尤其是年龄大的患者,提供适当的保温措施。如患者突然出现高热,需要即刻收集血、尿、痰进行培养,同时观察培养报告及时处理结果。依医嘱提供适当的抗生素,氨基糖苷类抗生素是普遍使用的药物,确定按时给药以避免影响血中浓度。年龄大的患者使用此类药物时注意耳毒性,同时观察小便量、尿素、肌酐以确保患者的肾功能正常。为了避免感染,需要及时清除伤口的血和脓样分泌物、坏死组织、肠胃道分泌物等,确保伤口没有感染体征。

(五)护理评价与总结

护理急腹症患者需要密切观察患者病情变化。提供对症护理,应防止休克,纠正水、电解质代谢及酸碱平衡失调;控制感染,防治腹胀。有腹膜炎者,采用半卧位,使腹壁松弛,有利于呼吸和腹水引流,防止发生膈下脓肿。一般患者禁食。安排好输液计划,保证药物治疗按时完成。因病情重,患者往往有恐惧心理和急躁情绪,因此,应耐心做好患者的思想工作,取得其密切配合。

第四节　急性肾衰竭

急性肾衰竭是一种临床常见病,病因复杂,预后不同,发病率约为 100/10 万,发病年龄多在 60 岁以上。急性肾衰竭是由多种原因引起的肾功能在短时间内急剧恶化,使肾小球滤过率下降到正常值的 50%,血肌酐和尿素氮进行性增高。近年来,由外科手术和创伤造成的急性肾衰竭有所减少,而药物引起的急性肾衰竭发生率明显上升。患者可出现少尿,甚至无尿,引起水、电解质及酸碱平衡失调等一组急性肾衰竭的综合征。此病多为突发,通常可逆,大多数病例是在原发病基础上继发急性肾脏损害,常有多个器官的功能障碍,需要呼吸或循环等各系统的支持。因此,急性肾衰竭患者的护理必须是全方位的、严密的、连续性的监测、观察与照顾,需要为患者提供高度个体化的护理,帮助患者战胜严重的生理和心理失调。

一、病因

(一)肾前性急性肾衰竭

各种肾前性因素引起的有效循环血容量减少,肾血流灌注不足导致的肾功能损害,致使肾小球滤过率下降,肾小管对尿素氮、水和钠的重吸收相对增加,血尿素氮升高,尿量减少,尿比重增高。常见于下列情况。

1.血容量不足

各种原因的失血、体液丢失,如严重的外伤、烧伤、外科手术、呕吐、腹泻等。

2.有效循环血容量不足

常见于肾病综合征、肝功能衰竭、应用血管扩张药等。

3.循环功能不全

如充血性心力衰竭、心源性休克、严重心律失常等。

4.肾脏血流动力学的自身调节紊乱

如血管紧张素转换酶抑制剂、前列腺素抑制剂等的应用,造成肾血流不足。

(二)肾实质性急性肾衰竭

1.肾小管疾病

以肾小管坏死最常见,多由于肾毒性物质所致,如药物、造影剂、重金属、有机溶剂、生物毒素,以及血管内溶血、血红蛋白尿、肌红蛋白尿、高钙血症等均可引起肾小管损伤,导致急性肾衰竭。

2.肾小球疾病

各种原因所致急性肾小球肾炎综合征,如急进性肾小球肾炎、急性链球菌感染后肾小球肾炎、狼疮性肾炎等。

3.急性肾间质疾病

药物过敏(青霉素类、磺胺类、利福平等),严重感染、败血症所致。

4.肾微血管疾病

原发或继发性坏死性血管炎、恶性高血压肾损害、妊娠高血压综合征、产后特发性急性肾衰竭等。

5.某些慢性肾脏疾病

在某些诱因作用下,如感染、心力衰竭、尿路梗阻、使用肾毒性药物、水电解质紊乱等,使肾功能急骤减退,导致急性肾衰竭。

(三)肾后性急性肾衰竭

由某些原因引起的急性尿路梗阻,如结石、肿瘤、前列腺肥大、血块堵塞等使上尿路压力增高,甚至出现肾盂积水,压迫肾实质,使肾功能急剧下降。

二、发病机制

(一)肾小管损伤学说

肾缺血或肾中毒引起肾小管急性损伤时,肾小管上皮细胞变性、坏死,肾小管基底膜断裂,变性、坏死的上皮细胞和微绒毛碎屑或血红蛋白、肌红蛋白等脱落入管腔内,阻塞肾小管,导致阻塞部位以上的肾小管内压力升高,使肾小球的有效滤过压降低,从而引起少尿。

(二)肾血流动力学改变

肾缺血和肾毒素的作用使血管活性物质释放(肾上腺素、肾素-血管紧张素),使肾血管收缩,肾血流灌注量减少,肾小球滤过率下降,导致急性肾衰竭。

(三)反漏学说

肾小管上皮细胞坏死脱落,肾小管管腔与肾间质直接相通,引起小管腔中原尿反流扩散到肾间质,致使间质水肿,压迫肾单位,加重肾缺血,肾小球滤过率更低。

(四)弥散性血管内凝血

弥散性血管内凝血多由于败血症、流行性出血热、休克、产后出血、出血坏死性胰腺炎等原因引起。

三、临床表现

急性肾衰竭(急性肾小管坏死)一般要经过少尿期(或无尿期)、多尿期和恢复期3个阶段。

(一)少尿或无尿期

1.尿量减少

患者遭受创伤、毒物、缺血等损害后1~2天出现持续少尿(尿量<400 mL/d)或无尿(尿量<50 mL/d),一般持续2~3天到3~4周,平均10天左右。少尿期长者肾损害重,预后较差。

2.水、钠潴留

患者表现全身水肿、血压升高。肺水肿、脑水肿和心力衰竭常是致死原因之一。脑水肿可表现头痛、视力模糊、嗜睡、躁动、惊厥甚至昏迷,有颅内压高征象,肌无力、腱反射减低或消失,并可出现病理反射。肺水肿表现为端坐呼吸、咯血痰、两肺布满湿啰音。

3.水、电解质、酸碱平衡紊乱

(1)高钾血症:表现为烦躁、嗜睡、恶心、呕吐、四肢麻木、胸闷、憋气等症状,并出现心率缓慢、心律不齐以及心电图的改变(P-R间期延长,房室传导阻滞等);当血钾急剧升高达6 mmol/L时,心电图可见高尖T波,如高达8 mmol/L时,可因房室传导阻滞、室颤、心搏骤停而死亡。常见原因:①少尿期钾排出减少致血钾升高;②合并感染、溶血使细胞内钾释放到细胞外;③酸中毒或摄入含钾高的食物均可引起血钾升高。

(2)代谢性酸中毒:酸性代谢产物在体内蓄积引起酸中毒,表现为恶心、呕吐、疲乏、嗜睡、呼吸深大而快,重者可出现低血压、休克。

(3)低钠、低钙、低氯、高磷血症:正常血钠为135~145 mmol/L。当血钠低于

125 mmol/L,患者出现食欲缺乏、恶心、呕吐、疲乏无力;若血钠为 120 mmol/L,患者表现为表情淡漠、嗜睡、意识模糊;血钠在 110～115 mmol/L,患者可出现凝视、共济失调、惊厥、木僵;若血钠低于 110 mmol/L,患者出现昏睡、抽搐、昏迷。

(二)多尿期

尿量增多是肾功能开始恢复的一个标志,进入多尿期 6～7 天后尿量可达 3 000～5 000 mL/d。血尿素氮、血肌酐开始下降,尿毒症症状逐渐改善。此时由于大量水分及电解质随尿排出,易发生低血钾、低血钠等电解质紊乱情况,同时易出现感染、心律失常、低血压和上消化道出血。多尿期一般维持 1～3 周。

(三)恢复期

肾功能逐渐恢复,需半年至 1 年时间。血尿素氮、血肌酐降至正常范围,患者自我感觉良好;部分患者留有不同程度肾功能损害。

四、主要并发症

(一)感染

感染是最常见、最严重的并发症,多见于严重外伤所致高分解型急性肾小管坏死,存活率低。

(二)心血管系统并发症

心血管系统并发症主要由于电解质紊乱、酸中毒等引起心律失常(房性期前收缩、心房纤颤、室性期前收缩等)、心力衰竭、心包炎等。

(三)神经系统并发症

神经系统并发症表现为头痛、嗜睡、肌肉抽搐、昏迷或癫痫样发作,与毒素潴留、水中毒、电解质紊乱及酸碱平衡失调有关。

(四)消化系统并发症

消化系统并发症表现为厌食、恶心、呕吐、腹胀、呕血或便血。

(五)血液系统并发症

血液系统并发症一般表现为轻度贫血,出血倾向(毒素作用使血小板质量下降,多种凝血因子减少)。

五、诊断要点

每天尿量少于 500 mL,进行性血浆尿素氮和肌酐浓度升高,如有原发病因,即可做出诊断;如病因不明,需行肾活检组织病理学检查,明确诊断。

六、治疗

(一)非透析疗法

(1)严格控制入水量:量出为入,每天允许入水量为出量(大小便、呕吐和引流量等)+500 mL。

(2)处理和控制高血钾:应用传统降钾方法,如静脉注射葡萄糖酸钙,葡萄糖加胰岛素治疗或透析治疗,并限制含钾食物及药物的摄入,避免输注库存血。

(3)纠正水、电解质及酸碱平衡紊乱。

(4)积极治疗各种并发症:抗感染、控制高血压、纠正心功能不全等。

(5)及时处理外伤、烧伤、出血等情况。

(二)透析治疗

急性肾衰竭是某些疾病和外伤的常见并发症,需要肾脏替代治疗,清除体内过多的水分、毒素以及炎症介质。临床常用的替代治疗方法是血液透析,其基本方式有两种,即连续性和间断性血液透析。对危重和复杂的急性肾衰竭多选用连续性肾脏替代治疗,它具有血流动力学稳定,溶质清除率高等优点,对加快急性肾衰竭的恢复起着不可估量的作用。

七、急性肾衰竭监测与护理

(一)基本指标监测

急性肾衰竭患者常常病情危重,伴有多器官功能损害,生命体征极其不稳定。因此,护士应首先检查患者神志、意识是否清楚,测量血压、脉搏、呼吸以及体温等生命体征,根据患者病情连接所需的监测系统,包括心电监护仪、血氧饱和度监护仪、中心静脉测压管、有创动脉压测压管及血流动力学测量装置等,依据患者的情况设定各种参数的上下报警限,严密观察其变化。严密监测血气分析结果,根据结果及临床症状调整呼吸机参数和用氧浓度及氧流量。密切观察患者有无房性期前收缩、房颤、室性期前收缩等心律失常现象以及心力衰竭的表现,注意患者头痛、嗜睡、抽搐等情况发生,及时发现贫血问题,并注意患者恶心、呕吐及有无呕血、便血等。

(二)感染的监测和护理

感染是急性肾衰竭最严重和最常见的并发症,是导致患者死亡的原因之一,其发生与毒素潴留使免疫功能下降,以及卧床、活动能力丧失、心功能不全、外周循环不良等因素有关,应严密监测。

1.呼吸道感染

每天测量体温,注意体温的变化,观察患者有无咳嗽、咳痰和痰的颜色,及时清除呼吸道分泌物,保持呼吸道通畅,听诊双肺有无湿啰音。遵医嘱按时复查血常规,注意血象是否升高以及 X 线胸片的变化,及时发现感染征兆。如患者使用呼吸机给氧,吸痰时要严格按照操作流程,防止呼吸道感染。

2.泌尿道感染

观察尿液的颜色,注意尿液有无浑浊、沉淀,每天清洁尿道口,操作时要洗手、戴口罩。每周更换尿管,保持尿管通畅。

3.预防血管通路感染

急性肾衰竭需要进行透析治疗,建立血管通路,多数患者需深静脉置管(常用锁骨下置管、颈内静脉和股静脉置管)。观察置管处有无脓性分泌物、渗血和红肿,每 1～2 天更换敷料,记好更换时间,如伤口潮湿则每天更换;每周伤口培养 1 次,并严格无菌操作,防止血管通路感染,引起败血症。

4.伤口的监测和护理

部分急性肾衰竭是由创伤所致,应注意伤口有无红肿、分泌物,及时清除病灶、坏死组织并扩创、引流,防止伤口感染。

5.口腔、皮肤的监护

禁食以及毒素的作用,常招致口腔感染,应每天进行口腔护理,保持口腔清洁;观察口腔黏膜有无脓点、破溃以及真菌感染,必要时作咽拭子培养。特别是进行长时间连续性肾脏替代治疗时,患者需要制动,易发生皮肤损害,应在受压部位使用压疮贴,床铺要清洁、干燥,必要时还应准备气垫床,并在治疗后进行按摩。

6.静脉穿刺部位的监测和护理

对使用静脉留置针的患者,每 15～30 分钟巡视 1 次,观察穿刺点有无发红、分泌物、静脉炎等,按常规更换留置针及敷料,如有血迹或出汗应随时更换敷料,记好更换时间,严格无菌操作,并了解患者有否疼痛等不适主诉。

(三)维持容量平衡

及时、准确测量 24 小时出入液体量,入水量包括摄入的所有食物含水量、补液量;出量包括每小时尿量、呕吐、腹泻、引流液、失血量、透析超滤量等。观察水肿消退情况,入水量多的表现(透析超滤不足)为高血压、心力衰竭;入水量不足(透析超滤过多)时患者出现血压下降,心率过快,胸痛等表现。

(四)化验指标的监测

监测尿液各项指标,了解血电解质、血糖和血气分析的结果,透析治疗前和治疗后检测血肌酐、尿素氮的变化,以及连续观察肌酐清除率的改变,及时了解肾功能的进展情况。特别在少尿期,应严密监测体重(每天测量1次)、血钠和中心静脉压,每小时记尿量、测尿比重,并注意尿的温度以及尿中有无蛋白质和糖的含量等,严密监测钾离子、心电图的变化。

(五)药物监测和护理

针对不同药物对肾脏的影响,应采取不同措施尽量避免治疗过程中对肾脏功能进一步的损害。在各种不利因素影响下,一次用药就可使负荷沉重的肾脏发生衰竭,因此对危重症患者禁忌合用这些药物。

1.直接损害肾脏的药物

尽量避免使用直接损害肾脏的毒性药物,如氨基酸糖苷类。如需给药,应定期检测血药浓度。

2.间接损害肾脏的药物

许多药物通过对循环系统的作用而间接影响肾功能,并随肾脏功能恶化,药物在体内积聚。如对于危重症患者,特别是伴有感染中毒症时,α和β肾上腺素受体阻滞剂、血管紧张素转换酶抑制剂、其他血管扩张药物及利尿剂可加重全身的循环障碍,从而损害正常情况下维持肾脏内肾小球滤过和肾髓质血流的机制,引起肾脏损害。其中非甾体抗炎药可诱发过敏性间质性肾炎,也可损害维持肾小球滤过和肾髓质血流到达亨利袢升支的代偿机制,特别是对于伴有感染中毒症、全身性炎症反应或低血容量危险因素的患者危害更为严重。

(六)心理和情感支持

急性肾衰竭患者病情危重、复杂、多变,各种监测、治疗频繁,这往往使意识清楚或正在恢复意识的患者感到紧张不安。因此,在治疗过程中,护士应时刻关注患者的心理变化,及时发现焦虑、紧张等不良心理状态,实施心理干预,促进疾病的恢复。

参 考 文 献

[1] 张文燕,冯英,柳国芳,等.护理临床实践[M].青岛:中国海洋大学出版社,2019.

[2] 万霞.现代专科护理及护理实践[M].开封:河南大学出版社,2020.

[3] 黄俊蕾,赵娜,李丽沙.新编实用临床与护理[M].青岛:中国海洋大学出版社,2019.

[4] 张苹蓉,卢东英.护理基本技能[M].西安:陕西科学技术出版社,2020.

[5] 白志芳.实用临床护理技术与操作规范[M].长沙:湖南科学技术出版社,2019.

[6] 王伟,梁津喜,杨明福.骨科临床诊断与护理[M].长春:吉林科学技术出版社,2020.

[7] 王姗姗.实用内科疾病诊治与护理[M].青岛:中国海洋大学出版社,2019.

[8] 蔡华娟,马小琴.护理基本技能[M].杭州:浙江大学出版社,2020.

[9] 李勇,郑思琳.外科护理[M].北京:人民卫生出版社,2019.

[10] 李秋华.实用专科护理常规[M].哈尔滨:黑龙江科学技术出版社,2020.

[11] 魏晓莉.医学护理技术与护理常规[M].长春:吉林科学技术出版社,2019.

[12] 吴欣娟.临床护理常规[M].北京:中国医药科技出版社,2020.

[13] 吴小玲.临床护理基础及专科护理[M].长春:吉林科学技术出版社,2019.

[14] 程娟.临床专科护理理论与实践[M].开封:河南大学出版社,2020.

[15] 彭旭玲.现代临床护理要点[M].长春:吉林科学技术出版社,2019.

[16] 潘洪燕,龚姝,刘清林,等.实用专科护理技能与应用[M].北京:科学技术文献出版社,2020.

[17] 张旭光.现代护理技术与要点[M].长春:吉林科学技术出版社,2019.

[18] 彭德飞.临床危重症诊疗与护理[M].青岛:中国海洋大学出版社,2020.

[19] 姜永杰.常见疾病临床护理[M].长春:吉林科学技术出版社,2019.

[20] 王艳.常见病护理实践与操作常规[M].长春:吉林科学技术出版社,2020.

[21] 徐宁.实用临床护理常规[M].长春:吉林科学技术出版社,2019.

[22] 杨秀霞.现代妇产科护理技术与应用[M].汕头:汕头大学出版社,2020.

[23] 方习红,赵春苗,高莹.临床护理实践[M].长春:吉林科学技术出版社,2019.

[24] 艾翠翠.现代疾病护理要点[M].长春:吉林科学技术出版社,2019.

[25] 尹玉梅.实用临床常见疾病护理常规[M].青岛:中国海洋大学出版社,2020.

[26] 王艳艳,王江静,徐慧.实用护理临床研究[M].北京:科学技术文献出版社,2019.

[27] 吕巧英.医学临床护理实践[M].开封:河南大学出版社,2020.

[28] 雷颖.基础护理技术与专科护理实践[M].开封:河南大学出版社,2020.

[29] 许传娟.临床疾病诊疗与护理[M].长春:吉林科学技术出版社,2019.

[30] 张梅.现代专科护理常规[M].汕头:汕头大学出版社,2020.

[31] 陈春丽,任俊翠.临床护理常规[M].南昌:江西科学技术出版社,2019.

[32] 白洁.基础护理技术[M].郑州:郑州大学出版社,2020.

[33] 韩巧灵.现代医院护理技术[M].长春:吉林科学技术出版社,2019.

[34] 杜瑞芳.实用临床护理摘要[M].长春:吉林科学技术出版社,2020.

[35] 刘扬,韩金艳,刘丽英.全科护理实践[M].长春:吉林科学技术出版社,2019.

[36] 魏冬华.探讨脊髓损伤术后护理干预[J].中国实用医药,2019,14(12):177-178.

[37] 孟焦.护理干预在小儿腹泻护理中的应用[J].中国医药指南,2020,18(7):235-236.

[38] 候恩萍.护理干预在真菌性阴道炎治疗中的护理效果分析[J].现代医学与健康研究电子杂志,2019,3(9):107-108.

[39] 周英,孙芳群,刘小芳,等.重度烧伤患者护理潜在的护理风险及防控分析[J].临床医药实践,2020,29(6):467-469.

[40] 吴小品.综合护理对严重创伤性休克患者的急诊护理效果分析[J].现代诊断与治疗,2019,30(6):988-989.